Bärbel Hölscher

Die Kraft der körperlichen Zentrierung

Bärbel Hölscher

Die Kraft der körperlichen Zentrierung

Mit der optimalen Reflexintegration Fehlhaltungen korrigieren und Verhaltensprobleme auflösen

VAK

VAK Verlags GmbH
Kirchzarten bei Freiburg

Aus Gründen der besseren Lesbarkeit wurde vorwiegend die weibliche und die männliche Form gewählt; alle Angaben beziehen sich selbstverständlich auf Angehörige aller Geschlechter.

Bibliografische Information der Deutschen Nationalbibliothek
Die Deutsche Nationalbibliothek verzeichnet diese Publikation in der Deutschen Nationalbibliografie; detaillierte bibliografische Daten sind im Internet abrufbar über: http://dnb.d-nb.de

VAK Verlags GmbH
Eschbachstraße 5
79199 Kirchzarten
Deutschland
E-Mail: info@vakverlag.de
www.vakverlag.de

Layout und Satz: Vollnhals Fotosatz, Neustadt/Donau
Umschlaggestaltung: Guter Punkt, München unter Verwendung von Motiven von © Aleksandr Durnov/iStock/Getty Images Plus und © smile3377/iStock/Getty Images Plus
Druck: Himmer GmbH Druckerei & Verlag
Printed in Germany
ISBN: 978-3-86731-287-5

Inhaltsverzeichnis

Vorwort 13

Einleitung 17

Kapitel 1

WAS SIND FRÜHKINDLICHE REFLEXE? 21

Kapitel 2

DAS GEHIRN 25

Definition von Trauma 31

Kapitel 3

DIE SIEBEN WICHTIGSTEN REFLEXE 37

Der Furcht-Lähmungsreflex (FLR) 39

Mögliche Verhaltensweisen bei einem nicht hinreichend transformierten Furcht-Lähmungsreflex 43

Babinski-Reflex und Plantarreflex 45

Mögliche Verhaltensweisen bei einem nicht hinreichend integrierten Babinski-Reflex 46

Der Moro-Reflex 51

Mögliche Verhaltensweisen bei einem nicht hinreichend integrierten Moro-Reflex 54

Der Asymmetrisch Tonische Nackenreflex (ATNR) ... 56
Mögliche Verhaltensweisen bei einem nicht hinreichend integrierten ATNR ... 59

Der Symmetrisch Tonische Nackenreflex (STNR) ... 62
Mögliche Verhaltensweisen bei einem nicht hinreichend integrierten STNR ... 65

Der Tonische Labyrinth-Reflex (TLR) ... 68
Mögliche Verhaltensweisen bei einem nicht hinreichend integrierten TLR ... 71

Die Handgreifreflexe ... 72
Mögliche Verhaltensweisen bei nicht hinreichend integrierten Handgreifreflexen ... 75

Kapitel 4

DIE REGULATION DES AUTONOMEN NERVENSYSTEMS DURCH DIE KÖRPERLICHE ZENTRIERUNG ... 81

Überprüfung der Beobachtungen ... 83

Das vegetative Nervensystem ... 83

Beschreibung der Vorgehensweise zur körperlichen Zentrierung ... 85

Kapitel 5

ERFAHRUNGSBERICHTE ... 89

Persönliche Erfahrungen zur „Zentrierung im Alltag“ von Anna Panten-Petersen ... 89

Erfahrungsbericht eines Kursteilnehmers von „Zentrierung im Alltag“ bei Anna Panten-Petersen ... 92

„Zentrierung im Alltag" – Beobachtungen einer Trainerin ... 95

Erfahrungsbericht zur Zentrierung im Alltag von Martina Knufinke: Balance für Körper, Geist und Seele ... 97

Kapitel 6

DER KOPF AUF DEM ATLAS ... 99

Der Atlas ... 100

Mögliche Balancen für Neuroenergetisch® arbeitende Kinesiologinnen und Kinesiologen ... 105

Kapitel 7

BALANCEHIRO®-ÜBUNGEN ... 111

Die Basisübung – Pharaonenhaltung ... 112

Die Tau-Übung ... 114

Die Chi-Übung ... 116

Die Lambda-Übung ... 118

Kapitel 8

AUSBLICK ... 121

Quellen und Anmerkungen ... 125

Abbildungsverzeichnis ... 128

Für Prof. Dr. Petra Stute

Liebe Petra, ganz herzlichen Dank für dein Vertrauen

Wei Wu Wei
Handeln durch Nicht-Handeln
Tun durch Nicht-Tun

Lao Tse

Um zur Wahrheit zu gelangen, müssen wir uns von allem Gelernten befreien, und das uns zur Verfügung stehende Wissen neu ordnen.

René Descartes

Hinweise des Verlags

Dieses Buch dient der Information über Möglichkeiten der Gesundheitsvorsorge. Wer sie anwendet, tut dies in eigener Verantwortung. Autorin und Verlag beabsichtigen nicht, Diagnosen zu stellen oder Therapieempfehlungen zu geben. Die hier vorgestellten Vorgehensweisen sind nicht als Ersatz für professionelle Behandlung bei ernsthaften Beschwerden zu verstehen.

Vorwort

Immer wieder werde ich von Teilnehmerinnen und Teilnehmern meiner Kurse und Klienten gefragt, ob ich einfache alltagstaugliche Übungen habe, die die Zentrierung unterstützen und somit alle Reflexe in ihrem eigenen Tempo und in der individuellen Reihenfolge zur Integration bringen können. Und ja, es gibt sie. In den letzten fünf Jahren habe ich immer mehr entdecken können, da ich für mich das innere Bild der körperlichen Zentrierung vor Augen habe.

Mit diesem Bild vor Augen kann ich Übungen (weiter-)entwickeln, sodass sie – korrekt ausgeführt – keine Reflexe mehr auslösen. Wenige Minuten am Tag reichen bereits, dem Körper Stück für Stück eine zentrierende Haltung kinästhetisch zu vermitteln. Denn es gibt nur eine Haltung, die keine Reflexe auslöst und somit für den Betroffenen nicht nur die damit verbundenen körperlichen Beschwerden, sondern auch die dazu korrespondierenden störenden Emotionen und Verhaltensmuster verhindern kann:

Die zentrierende Haltung!

Wird diese gefördert, erfolgt automatisch auch ein ökonomischeres Bewegungsmuster. Als Beispiele nenne ich gerne die Schauspieler Tom Hanks und Mariele Millowitsch. Wenn man deren Bewegungen genauer betrachtet, erkennt man, dass sie zum Beispiel nicht ihren ganzen Körper bei jedem Schritt einsetzen. Ihre Bewegungen wirken geschmeidig, fließend und wenig angestrengt.

Der Filmpartner von Mariele Millowitsch in der Reihe „Marie Brand“ und die Filmpartnerin von Tom Hanks in „E-Mail für Dich“ haben ausladende Bewegungen, die ihren ganzen Körpereinsatz erfordern. Das bedeutet, dass sich ihre frühkindlichen Reflexe nicht (so) gut integrieren konnten. Denn je weniger gut diese sich integriert haben, desto weniger ökonomisch können wir unseren Körper einsetzen.

Die körperliche Zentrierung hängt also mit frühkindlichen Reflexen und insbesondere deren Integration und Transformation zusammen. Aber wie? Dies zu erläutern, habe ich mir in diesem Buch zur Aufgabe gemacht. Zunächst gebe ich einen Überblick zu frühkindlichen Reflexen und dazu, welche Aufgabe sie im ersten Lebensjahr – in dem nahezu alles angelegt wird – zu erfüllen haben. Wenn sie sich nicht vollständig integrieren konnten, äußert sich das in ausladenden und unkoordinierten Bewegungen, Schreckhaftigkeit und weiteren Verhaltensmustern, die sich wiederum auf die Emotionen auswirken und damit auch das Verhalten entsprechend beeinflussen können.

Um dies näher zu erläutern, werde ich unter anderem – im Kapitel über das Gehirn – auf eine Erkenntnis aus der Hirnforschung[1] eingehen, die bereits seit fast 50 Jahren bekannt ist. Unglücklicherweise wird diese Erkenntnis bis heute kaum umgesetzt. Weder im Rahmen der Erweiterung therapeutischen Wissens noch in der therapeutischen Anwendung.

Der Einsatz jedes Einzelnen in ein leichteres Leben ist überschaubar. Verbesserungen stellen sich schnell ein. Ich erlebe dies immer wieder bei der Arbeit mit Klientinnen und Klienten, die oftmals durch mein Buch „Geierhals und Hohlkreuz“ auf mich aufmerksam geworden sind.

Das betrifft im Grunde Menschen aller Altersgruppen, aber oft sind es Mitmenschen in meinem Alter (im Jahr 2024 bin ich 67 Jahre alt), die mir erzählen, dass ich genau ihre Probleme beschreibe, die am Anfang kaum wahrgenommen wurden, aber im Laufe der Jahre immer schlimmer würden.

Um dem entgegenzuwirken, habe ich Übungen (weiter-)entwickelt und bestehende Übungen an der Zentrierung orientiert verändert. Bei exakter Anwendung werden die Beschwerden wieder weniger werden, bzw. bei einer noch nicht zu hohen Belastung auch wieder verschwinden. Denn letztlich arbeiten Sie durch die Erfahrung zentrierender Haltung strukturell in Ihrem Gehirn.

Es sind zum großen Teil nur Veränderungen in Haltungs- und Bewegungsmustern, die bei einer guten Selbstbeobachtung und einer gewissen Disziplin leicht durchzuführen sind. Wie Sie diese neuen Haltungen und Bewegungen erlernen können, beschreibe ich mit den entsprechenden Bildern und Zeichnungen im letzten Drittel des Buches.

Aus meinen gesammelten Erfahrungen heraus habe ich einen neuen Kurs entwickelt – „Zentrierung im Alltag". Ich freue mich bereits erste TrainerInnen auszubilden, um meine Erkenntnisse und Übungen zu verbreiten. Denn ich wünsche mir, dass möglichst viele Menschen die Möglichkeit bekommen, die Zentrierung zu erleben.

Einleitung

Körperhaltungen beeinflussen unsere Gemütslage und unser Verhalten. Zu dieser Erkenntnis kommt die Forschung[2] immer wieder. Bei einer eindeutigen medizinischen Diagnostik, wie zum Beispiel Rheuma, Arthritis oder starker Skoliose sind Ärzte und Therapeuten gefragt; aber auch hier kann das Buch mit den am Ende vorgestellten Übungen eine gute Unterstützung bieten.

Denken wir an einen traurigen Menschen, den man oft an hängenden Schultern erkennen kann. Die Trauer lässt seinen Körper etwas in sich zusammensinken. Die fehlende Spannkraft kann dazu führen, dass er sich nicht mehr so verhält wie vorher. Nach Ablauf der Trauer gewinnt sein Körper wieder an Spannkraft, und so kann er zu seiner gewohnten Verhaltensweise mit einem Körper im Lot zurückkehren.

Woher kommen die Körperhaltungen der Menschen, die noch nie eine Aufrichtung im Lot erfahren haben? Welche Körperhaltungen sind beobachtbar, die zu den verschiedenen Beschwerden, Verhaltensmustern und Auffälligkeiten führen können? Die allermeisten körperlichen Fehlhaltungen und unökonomischen Bewegungsmuster hängen mit der nicht hinreichenden Integration von frühkindlichen Reflexen zusammen. Frühkindliche Reflexe sind notwendig, damit der Mensch im ersten Lebensjahr überleben kann. Man erkennt sie an bestimmten motorischen Bewegungen, die über eine bestimmte Zeit, die sogenannte Waltezeit, zu beobachten sind. Über diese Zeit sollten die dem entsprechenden Reflex zugeordneten motorischen automatischen Reaktionen nicht mehr sichtbar sein. Wenn dies doch der Fall ist, so spricht man von einer nicht optimalen Integration dieses Reflexes. Bei der Darstellung der verschiedenen Körperhaltungen werde ich die einzelnen Reflexe benennen, die jeweils „verantwortlich" für diese Körperhaltungen sind.

Eine aufgerichtete Körperhaltung vermittelt dem Betrachter Präsenz und Schönheit. Bei den meisten Menschen können allerdings Abweichungen von einer geraden Haltung beobachtet werden. Dann befindet sich der Körper nicht im Lot, er ist nicht in der Zentrierung. Damit ist die körperliche Zentrierung gemeint, die gerade Körperhaltung, die von keinem Menschen abstrakt eingenommen werden kann, bevor er sie kinästhetisch, also durch die direkte körperliche Wahrnehmung, erfahren hat. Verbreitete Muster sind ein nach vorne geneigter oder nach vorne geschobener Kopf und auch die Schultern fallen nach vorne. Die Arme hängen nicht seitlich am Körper, sondern werden von leicht bis ausgeprägt vor dem Körper gehalten.

Es fehlt an Stabilität. „Der Mensch hat den Kampf mit der Schwerkraft verloren", wie Ida Rolf[3], eine Biochemikerin und die Erfinderin des Rolfings®, einer manuellen Methode der Körperarbeit, es in einfachen, aber eindrücklichen Worten beschreibt. Beim Rolfing wird das Bindegewebe, das häufig wegen einer nicht korrekten Körperhaltung „verklebt" ist, bearbeitet. Ida Rolf hat die Problematik von nicht integrierten frühkindlichen Reflexen auf den Punkt gebracht: „Die eine (Person) mag ihren verlorenen Kampf mit der Schwerkraft als scharfen Schmerz im Rücken empfinden, ein anderer als die unschmeichelhafte Kontur seines Körpers, wieder ein anderer als ständige Müdigkeit, und noch jemand anderer als ständig bedrohliche Umwelt. Diejenigen, die über 40 sind, mögen es Alter nennen – all diese Signale können aber auch auf ein bestimmtes, hervorstechendes Problem in ihrer eigenen Struktur deuten, welches ignoriert wurde: Sie sind außer Balance geraten. Sie sind im Kriegszustand mit der Schwerkraft."

Auf dem Logo der Rolfing®-Association ist jeweils das gleiche Kind zweimal von der rechten Seite aus zu sehen. Das erste Bild zeigt einen von noch zu stark aktiven frühkindlichen Reflexen deformierten Körper, das zweite einen Körper im Lot. Eine Abbildung des Logos finden Sie z. B. unter *https://www.rolfing-freiburg.de/rolf-logo*.

Warum ist der Körper aus der Balance? Warum befindet er sich im Kampf mit der Schwerkraft? Ich erkenne diesen Kampf mit der

Schwerkraft leider auch immer mehr in den Körperhaltungen von vielen Jugendlichen. Sie stehen, sitzen und laufen heute verstärkt vornübergebeugt. Es ist ein strukturelles Problem. Die gebeugte Haltung, zum Beispiel bei der Bedienung des Handys, ist nicht der eigentliche Grund; sie ist vielmehr die Folge des strukturellen Problems und ein negativer Katalysator für seine Intensivierung.

Das strukturelle Problem ist die fehlende Zentrierung, die nicht zentrierende Körperhaltung. Dies hängt wiederum essenziell mit der nicht zeitgerechten Integration von frühkindlichen Reflexen im ersten Lebensjahr zusammen. Diesen Einfluss der frühkindlichen Reflexe auf unser Leben zu verstehen ist mir ein wichtiges Anliegen, daher widme ich der Erklärung das nächste Kapitel.

KAPITEL 1

Was sind frühkindliche Reflexe?

Reflexe sind unwillkürliche Muskelreaktionen auf einen sensorischen oder vestibulären – mit dem Gleichgewichtssinn zusammenhängenden – Stimulus, der über die Sinne empfangen wird und im Gehirn zu entsprechenden Verarbeitungsprozessen führt. Frühkindliche Reflexe sichern dem Säugling nach der Geburt das Überleben, wie zum Beispiel der Such-, Saug- und Schluckreflex, ohne den er verhungern würde. Der Schluckreflex bleibt ein Leben lang bestehen, der Such- und Saugreflex geht ab dem 6. Monat in ein bewusstes Saugen und Kauen über. Haben die frühkindlichen Reflexe nach dem ersten Lebensjahr ihre Aufgabe erfüllt, können die Haltungsreflexe voll zur Entfaltung kommen. Sie ermöglichen uns einen aufrechten Gang und lebenslang eine angemessene Anpassung an die jeweilige Situation.

Häufig ist es jedoch so, dass ein frühkindlicher Reflex über den ihm von Natur aus zustehenden Zeitrahmen hinaus aktiv bleibt. Dies äußert sich dann in unbewussten motorischen Bewegungen. Zum Beispiel wird bei einer Kopfdrehung nach rechts automatisch der gleichseitige Arm, von ganz leicht bis hin zu ausgeprägt, mit nach außen geführt. Dies ist ein Anzeichen dafür, dass der entsprechende Reflex sich nicht integriert hat und motorische Restreaktionen auftreten. Muss ein frühkindlicher, nicht (hinreichend) integrierter Reflex willentlich in seinem Bewegungsmuster kontrolliert werden, so bindet dies viel Energie in bewussten Gehirnarealen, die ansonsten für kognitive Leistungen zur Verfügung stünden. Restreaktionen frühkindlicher Reflexe verschwinden nicht von allein. Sie bleiben ein Leben lang bestehen und können sich hinderlich auswirken. Sie können sogar dazu führen, dass bestimmte Bewegungsabläufe überhaupt nicht ausgeführt werden können.

Stellen Eltern, Erzieher, Kinderärztinnen oder Therapeuten eine verzögerte Integration der Reflexe fest und merken, dass die Etappen der Bewegungsentwicklung vom Kind nicht zeitgerecht durchlaufen werden, sollte durch geschultes Fachpersonal so früh wie möglich eine geeignete Therapie zur Integration durchgeführt werden. Egal, welche Methode zur Anwendung kommt – sie darf auf keinen Fall durch Testung oder sonstige unbedachte Bewegungen den Reflex wieder auslösen, da bei bestehenden Restreaktionen der jeweilige Reflex wieder aktiviert wird, was zu nicht gewünschten Reaktionen führen kann. Die mühsam aufgebauten Kompensationsstrategien des Körpers werden dann durchbrochen. Damit kommt dieser nur schwer zurecht, da ihm noch keine Alternativstrategien zur Verfügung stehen.

Nehmen wir das Beispiel Brustschwimmen über verschiedene Altersgruppen hinweg: Kinder, die sich nicht flach aufs Wasser legen können, sondern deren Beine nach unten wegsacken, haben einen sehr schlecht integrierten Symmetrisch Tonischen Nackenreflex (STNR). Auch wenn der STNR die Chance hatte, zu einem besseren Integrationsgrad zu gelangen, können diese Probleme später immer noch einsetzen, vielleicht erst mit ca. Mitte dreißig. Wenn man dann beispielsweise versucht, sich flach aufs Wasser zu legen, muss man immer wieder dagegenhalten, damit die Beine nicht nach unten sacken. Hier konnte sich der STNR ebenfalls nicht hinreichend integrieren. Der oder die Betroffene setzt dann kortikales „Material" ein, um seine oder ihre Kompensationsstrategien aufrecht zu erhalten.

Mit kortikalem Material ist der Cortex, unsere neue Hirnrinde gemeint. Wenn man Reflexe, deren neurologischer Ursprung im Hirnstamm sitzt, bewusst in ihren motorischen Restreaktionen „in Schach halten" muss, so setzt man kortikales Material ein, um einen Prozess, der eigentlich unbewusst hätte ablaufen müssen, bewusst zu kontrollieren. Damit steht dieses kortikale Material für intellektuelle Leistungen nicht mehr zur Verfügung.

Ein Extremfall, der nie eintritt, aber anhand dessen diese Situation gut verständlich wird, wäre beispielsweise, wenn man immer daran denken müsste, ein- und auszuatmen. Man hätte dann keine Möglichkeit mehr, irgendwelche intellektuellen Leistungen zu vollbringen. Wenn bei älteren Menschen zu beobachten ist, dass die Beine irgendwann nach unten sacken, und sie nur noch als paddelnd im Wasser, ja fast im Wasser stehend, wahrgenommen werden, dann sind die Kompensationsstrategien aufgebrochen, es steht nicht mehr genug kortikales Material frei zur Verfügung, um die Kompensationen aufrecht zu erhalten. Eine Alternative steht dem Körper dieser Menschen (noch) nicht zur Verfügung.

In allen drei Fällen bedeutet dies aber auch: Es sind nicht alle Reflexe im ersten Lebensjahr hinreichend zur Integration gekommen und das beeinträchtigt das Leben in unterschiedlicher Intensität, solange man nicht beginnt, sie nachträglich zu integrieren. Um eine nachträgliche Integration zu erreichen, sind alle BalanceHIRO®-Übungen mit aufmerksamer Sorgfalt anzuwenden, da es bei Restreaktionen der Reflexe auch zu unerwünschten körperlichen Reaktionen kommen kann.

Unerwünschte körperliche Reaktionen sind zum Beispiel das Mitbewegen der Zunge bei manuellen Tätigkeiten oder, wenn es in der Motorik zu ausladenden Bewegungen kommt. Bei weiterem Bedarf sollte sowohl für Kinder als auch für Erwachsene unbedingt eine fachkundige kompetente Begleitung gefunden werden. Es ist entscheidend, dass begleitendes Personal weiß, was zu tun ist, wenn eine Anwenderin oder ein Anwender aus ihren oder seinen Kompensationsstrategien herausfällt. In meinen Kursen vermittle ich dieses Wissen, das wesentlich ist, damit die Übenden nicht retraumatisiert werden. Auf den Begriff Trauma in diesem Zusammenhang gehe ich später noch genauer ein.

Zum Ende des Buches stelle ich vier Übungen vor, die helfen, motorische Restreaktionen frühkindlicher Reflexe abzubauen, damit sie von der körperlichen Zentrierung abgelöst werden können. Alle Übungen sind sowohl im therapeutischen Kontext als auch für den Gebrauch im persönlichen Leben gut einsetzbar.

KAPITEL 2

Das Gehirn

In diesem Kapitel werden die theoretischen Grundlagen für das Verständnis zu frühkindlichen Reflexen und deren Fähigkeit zur Integration oder auch Nichtintegration erläutert. Ich werde im Folgenden immer wieder auf die Ausführungen in diesem Kapitel zurückkommen, um so den Bezug zu unserem Gehirn als einem wichtigen Organ oder „Muskel", wie man dazu auch manchmal sagt, nicht aus den Augen zu verlieren.

Auf dem folgenden Bild sehen wir die rechte Gehirnhälfte median, im Querschnitt.

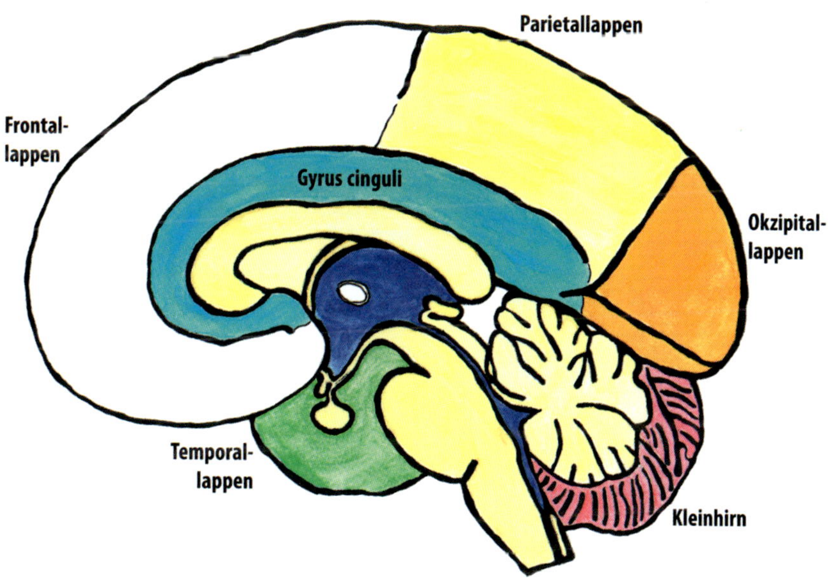

Der untere Teil (bauchig und beige) auf der ersten Abbildung ist der Hirnstamm, in dem alle unsere Überlebensfunktionen wie Atmung, Peristaltik und Triebverhalten abgespeichert sind. Im Hirnstamm ist auch der neurologische Ursprung der frühkindlichen Reflexe zu finden.

Zu sehen ist auch das Kleinhirn, das für alle automatischen Bewegungsabläufe zuständig ist. Wenn wir Einkaufen gehen, denken wir an unsere Einkaufsliste, aber nicht, wie wir einen Fuß vor den anderen setzen müssen. Diese Funktion übernimmt das Kleinhirn. Genau wie jemand, der gut Klavier spielen kann in der Lage ist, sich während des Spiels gleichzeitig zu unterhalten. Auch seine Fingerbewegungen werden in erster Linie vom Kleinhirn gesteuert.

Darüber stülpt sich das emotionale Zentrum, welches für alle unsere Emotionen wie Freude, Wut, Angst, Panik, Liebe und Hass zuständig ist. Das emotionale Zentrum beansprucht bereits einen Teil des Großhirns.

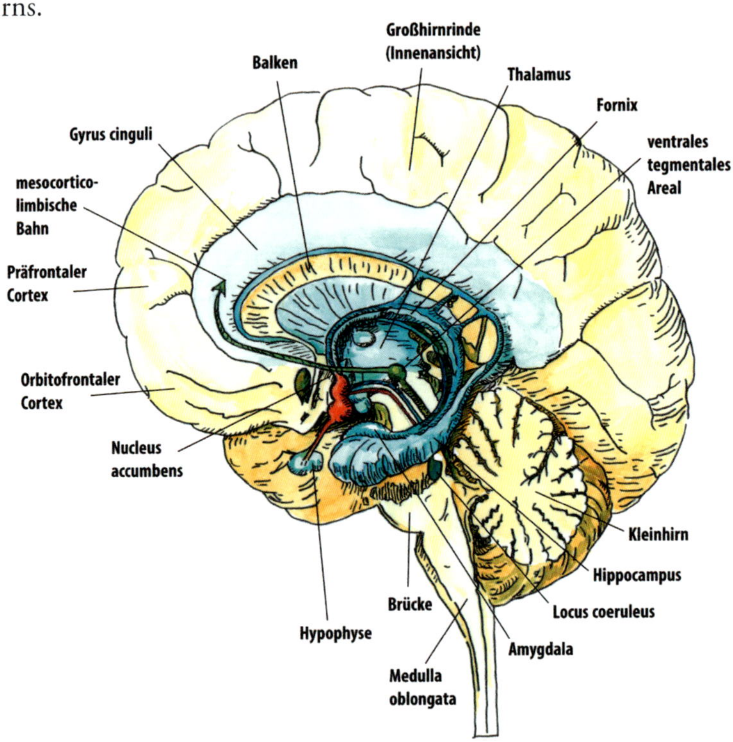

Das Großhirn, auch Cortex genannt, ist der Teil des Gehirns, der uns Menschen bewusst denken lässt. Es liegt wie ein Saum um das emotionale Zentrum herum und lässt sich in 52 Areale einteilen, die man Brodmann-Areale nennt. Sie sind in der nachfolgenden Zeichnung abgebildet. Die Brodmann-Areale sind sowohl auf der rechten als auch auf der linken Seite des Gehirns zu finden und sind lediglich über den Balken, das Corpus Callosum, miteinander verbunden. Sie haben ihren Namen vom Neuroanatomen und Psychiater Korbinian Brodmann erhalten[4], der Anfang des 20. Jahrhunderts bei seinen Forschungen festgestellt hat, dass das Großhirn ganz viele Areale mit jeweils unterschiedlicher Gewebestruktur aufweist. Er hat 52 Areale gefunden und diese kartiert, ohne damals in Gänze zu wissen, welches Areal wofür zuständig ist. Die Funktionen konnten abschließend im Laufe des letzten Jahrhunderts von der Hirnforschung zugeordnet werden.

Die Brodmann-Einteilung hat heute noch Gültigkeit, auch wenn die bildgebenden Verfahren mittlerweile eine statische Betrachtungsweise relativiert haben und deutlich machen, dass die Funktionen der einzelnen Areale fließend sind.

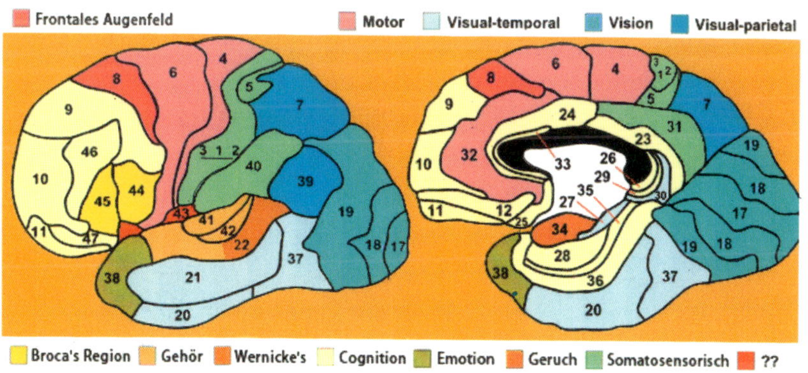

Seit über vierzig Jahren weiß man, dass das Kleinhirn modulierend, also formend auf alle unsere emotionalen und mentalen Prozesse Einfluss nimmt. Solange unsere Bewegungsabläufe physiologisch (natürlich)

sind, können sich auch die emotionalen und mentalen Prozesse natürlich entwickeln. In dem Maße, wie unser Bewegungsmuster von der Physiologie abweicht, können sich auch unsere emotionalen und mentalen Prozesse nicht korrekt entwickeln. Tatsächlich haben nur sehr wenige von uns ein Bewegungsmuster, das ihnen erlaubt, nie im Leben einen Physiotherapeuten aufsuchen zu müssen.

Wenn wir jetzt gedanklich wieder zurückgehen und uns anschauen, für welche Aufgaben der Hirnstamm zuständig ist, fällt auf, dass hier der neurologische Ursprung der frühkindlichen Reflexe zu finden ist – genauso wie unsere Atmung vom Hirnstamm gesteuert wird. Durch die neuronalen Verbindungen zum Kleinhirn wird Folgendes deutlich: Je nachdem, wie schlecht sich die frühkindlichen Reflexe integriert haben, stellt sich das Ausmaß der dadurch ausgelösten motorischen Restreaktionen dar. Diese motorischen Restreaktionen wirken nicht nur auf unser Bewegungsmuster, sondern in der Folge – nach dem Motto „Steter Tropfen höhlt den Stein" – auch auf unser emotionales und mentales Erleben.

Es ist zu Anfang kaum merkbar, Befindlichkeitsstörungen tauchen meist erst mit zunehmendem Alter auf: Hierzu gehören unter anderem Rückenschmerzen, Knieschmerzen, schnelle Erschöpfung bis hin zu Depressionen. Je besser die frühkindlichen Reflexe in ihren Bewegungsmustern durch gute Integration abgelegt sind, desto mehr kann der Mensch an sein von der Natur angelegtes Potenzial herankommen. Denn auch wenn Befindlichkeitsstörungen oft erst im Alter auftreten, so stehen wir doch durch motorische Restreaktionen von Kindesbeinen an auf unserer Potenzialbremse.

Wie häufig bekommen Eltern von den Lehrern zu hören, „Ja, man merkt, dass Ihr Kind Potenzial hat, nur kann es dieses nicht ausschöpfen!" Dies ist genau ein Satz, der aufzeigt, dass sich frühkindliche Reflexe nicht hinreichend integrieren konnten und motorische Restreaktionen vorhanden sind. Als Folge davon müssen motorische Restreaktionen kortikal, also mit unserer Hirnrinde, bewusst kontrolliert werden. Sie binden auf diese Weise Energie, die ansonsten für intellektuelle Leistungen zur Verfügung stünde. Der Mensch ist den Reaktionen des Hirnstamms ausgeliefert: Er kann in dem Moment nicht auf seine intellektuellen Leistungen vertrauen, denn der Hirnstamm ist für unser Überleben zuständig und überlagert dieses Potenzial. Es nützt nichts, wenn man dann sagt, „Hast du nicht gehört? Die Ausgangsstellung für den Purzelbaum ist Folgende ...“, oder „Bleib beim Schreiben auf einer Linie ...“.

Aufgaben – und nicht nur von Kindern – können also nur schwer oder gar nicht gelöst werden, weil beispielsweise durch einen akustischen Reiz und/oder bestimmte Bewegungen des Kopfes Reflexe ausgelöst werden. Man rutscht in seinem Verhaltensmuster somit automatisch in den Hirnstamm. Nicht umsonst wird der Hirnstamm auch reptilienhaftes Gehirn genannt. Im Hirnstamm gibt es kein Denken oder gar Steuern, sondern nur ein reflexartiges Reagieren. Hier zu versuchen, aktiv Einfluss zu nehmen, ist zum Scheitern verurteilt.

Im Jahr 2016 haben Hirnforscher aus der ganzen Welt unabhängig voneinander festgestellt, dass der Mensch zu 93,5 Prozent aus dem Hirnstamm heraus gesteuert wird. Bis dahin ging man davon aus, dass wir als Menschen vorwiegend bewusst agieren. Wie aus der Hirnforschung hervorgeht, sind wir aber wohl in erster Linie „Tiermenschen“, wie der Biologe und Psychotherapeut Peter Levine es schon vor Jahren formulierte.

Peter Levine verdanken wir die Methode des *Somatic Experiencing®* (SE®)[5], eine rein körperorientierte Traumatherapie, die darauf abzielt, traumabedingte Spannungen aus dem Hirnstamm zu lösen. Professor Gerhard Roth, Hirnforscher, Biologe und Philosoph aus Bremen, sagte in einem Fernsehbeitrag zu diesem Thema: „Es beleidigt uns Menschen, erkennen zu müssen, welch unbewusste Wesen wir sind.“ Damit lässt der Philosoph dem Biologen eindeutig den Vortritt.

Je stärker man von nicht integrierten Reflexen belastet ist, desto höher ist der Leidensdruck im Leben. Betroffene können gar nicht nachvollziehen, wie es sich anfühlt, mit einer guten Reflexintegration zu leben, weil sie es ja seit ihrer Geburt, jedoch spätestens seit dem Ende ihres ersten Lebensjahres nicht anders kennen. Und umgekehrt können Menschen mit gut integrierten Reflexen auch nicht ermessen, welch hohem Leidensdruck stark reflexbelastete Menschen ausgesetzt sind, weil sie ebenfalls seit ihrer Geburt etwas ganz anderes spüren, nämlich eine gesunde Körperspannung.

Um den Reifegrad der Integration von frühkindlichen Reflexen zu erkennen, braucht man sich nur den Muskeltonus, also die Muskelspannung des Körpers anzuschauen. Diese Muskelspannung hat ihren neuronalen Ursprung nicht im Hirnstamm, sondern im Rückenmark, an das der Mensch ebenfalls nicht bewusst herankommt. Wie häufig bekommt man bei der Massage, beim Arzt, beim Physiotherapeuten gesagt: „Jetzt entspannen Sie sich erst einmal." Das kann im Falle nicht integrierter frühkindlicher Reflexe eine unsinnige Aufforderung sein, mit der man den Betroffenen auch noch überfordert.

Menschen mit starker Reflexbelastung haben in erster Linie eine Muskelhypotonie, eine zu schwache Muskelspannung, die es erforderlich macht, eine Muskelhypertonie, also eine zu stark angespannte Muskulatur, darüberzulegen, damit sie nicht immer wieder in sich zusammensacken. Das ist anstrengend, denn hier muss viel überwunden, viel Kraft aufgewendet werden, um überhaupt in eine aufrechte Stellung zu kommen. Physiotherapeuten stellen dann häufig eine verspannte Muskulatur fest, obwohl darunter eigentlich ein zu schwacher Muskeltonus liegt.

Alltägliche Beobachtungen zeigen, dass viele Menschen immer wieder im Oberkörper einsacken, krumm stehen und es kaum schaffen, sich gerade hinzustellen. Menschen mit einem schwachen Muskeltonus sind stark reflexbelastet und müssen daher immer wieder energieraubende Kompensationsstrategien nutzen, um den an sie gestellten Anforderungen gerecht zu werden.

Es empfiehlt sich also, Methoden anzuwenden, die genau über den Hirnstamm und das Kleinhirn einwirken, damit sich frühkindliche Reflexe nachträglich integrieren können, um so Kompensationsstrategien überflüssig werden zu lassen. Eine Möglichkeit zur nachträglichen

Integration der frühkindlichen Reflexe bieten die von mir entwickelten, bzw. weiterentwickelten BalanceHIRO®-Übungen, die helfen, der körperlichen Zentrierung näherzukommen.

Definition von Trauma

Das Wort Trauma kommt aus dem Griechischen und heißt übersetzt „Wunde". Nach der Definition von Peter Levine, dem Begründer von *Somatic Experiencing*® (SE®) ist ein Trauma ein nicht zeitgerecht beendeter physiologischer Prozess. Es tritt nicht durch ein Ereignis an sich ein, sondern definiert die Fähigkeit, inwieweit das autonome Nervensystem in der Lage ist, sich nach einem potenziell traumatisierenden Ereignis zu regulieren.

Als Biologe und Psychotherapeut hat Peter Levine sich mit der Frage beschäftigt, wie Tiere in der freien Wildbahn mit Stress umgehen. Dabei hat er eine Antilopenherde beobachtet, die den Stress „abschüttelte", nachdem die Gefahr durch einen Löwen vorüber war. Ein Trauma wird nicht durch ein Ereignis an und für sich ausgelöst, sondern dadurch, wie viel Zeit das autonome Nervensystem jedes Einzelnen benötigt, um sich wieder regulieren zu können. Denn jeder reagiert auf „dieselbe Situation" unterschiedlich. Für den einen ist es egal, für den anderen ist es potenziell traumatisch. Anders ausgedrückt: Eine vollständige Regulation durch das autonome Nervensystem verhindert, dass eine psychische „Wunde" entsteht, welche zu posttraumatischen Belastungsstörungen führen kann.

Die Regulation braucht, abhängig vom „Nervenkostüm" des Betroffenen und dem Ereignis, wenig bis hin zu sehr viel Zeit. Dieser Prozess sollte dabei nicht unterbrochen werden. Warum nicht? Das autonome Nervensystem besteht aus zwei Ästen, dem Sympathikus und dem Parasympathikus. Der Sympathikus ist für den Erregungszustand zuständig, er lässt uns in die Aktion kommen. Der Parasympathikus, insbesondere der Vagus, der 10. Hirnnerv und Hauptnerv des parasympathischen Astes des Nervensystems, lässt uns zur Ruhe kommen.

In einem ausgeglichenen Verhältnis, wenn beide Äste gleichermaßen aktiv sind, kann man am besten aus seiner Mitte heraus handeln.

Wenn jetzt ein Ereignis stattfindet, das das autonome Nervensystem in einen Erregungszustand bringt, braucht es Zeit, um sich wieder zu regulieren. Der neuronale Ursprung des Sympathikus liegt im Rückenmark, und der des Parasympathikus liegt im Hirnstamm, in den Teilen des Gehirns, die sich unserer Kontrolle komplett entziehen. Daher die Bezeichnung „autonomes Nervensystem".

Die Regulation ist daher auch ein rein körperlicher Prozess, den der Mensch nicht bewusst steuern kann. Hier ein Beispiel: Jemand wurde nach einem Autounfall aus seinem Wagen herausgezogen, es ist ihm nichts passiert, er sitzt am Straßenrand. Plötzlich fängt sein Körper an zu zittern, er fängt an zu weinen. In dem Moment lässt der Hirnstamm den Stress los, die aufgebaute Spannung wird „abgezittert". Und diesen rein körperlichen Prozess lassen sowohl der Geschädigte als auch die Menschen, die sich in dem Moment um ihn kümmern, zu. Wenn dann jemand sagt: „Es ist ja gar nicht so schlimm", oder Ähnliches – verursacht das eine Reaktion im Cortex, der dann dazwischenfunkt und dem Hirnstamm untersagt, seine Arbeit zu beenden. So verwandelt sich das Ereignis in ein Trauma, in eine Wunde, die von allein nicht mehr richtig heilt.

Das Ereignis zersplittert in Einzelteile, die in den verschiedenen Arealen des Gehirns fragmentiert abgelegt werden und später nicht wieder zu einem Bild zusammengesetzt werden können. Häufige Folgen sind Flashbacks, die oft noch mit unangenehmen Empfindungen wie Schwitzen, Desorientierung oder auch diffusen Schmerzen einhergehen, die dazu nicht richtig zugeordnet werden können. So entwickelt sich ein Ereignis zu einer posttraumatischen Belastungsstörung.

Kann der Körper dagegen seine zeitgerechte Regulation durchlaufen, bleibt der Unfall ein Ereignis, dessen Folgen gut verarbeitet werden. Es besteht daher die zwingende Notwendigkeit zu warten, bis sich der Körper „ausgezittert" hat. Wenn sich das unverletzte Unfallopfer wieder von allein hinstellen kann, ist dies ein Anzeichen dafür, dass die

Verarbeitung erfolgreich war. Diese Herangehensweise kann bei allen kleinen und größeren Ereignissen angewendet werden. Das Wichtigste ist der Zeitfaktor. Der Körper braucht Zeit!

Ein Trauma wird auch oft durch folgende Alltagssituation ausgelöst: Ein Kind kommt angelaufen und sagt, es tue irgendwo weh. Der Erwachsene sieht nichts, ist dann vielleicht auch noch unter Zeitdruck und sagt, dass da ja nichts sei. Das Kind fühlt sich nicht ernst genommen, die Reaktion des Erwachsenen bringt es in einen Schockzustand, das autonome Nervensystem fährt hoch und bekommt keine Chance, sich zu regulieren. Eine empathische Zuwendung, wie etwa der Satz „Ich puste, oder wir machen ein Pflaster drauf", reguliert das System und das Kind kann weiterspielen.

Das autonome Nervensystem eines Kindes ist erst im Alter zwischen drei und vier Jahren so ausgereift, dass es die Fähigkeit hat, sich allein zu regulieren[6]. Bis dahin braucht es immer ein Gegenüber, der wie ein Schutzraum fungiert, in dem sich das Kind regulieren kann[7]. Am schnellsten reguliert es sich, wenn es von Mutter, Vater oder einer anderen Vertrauensperson in den Arm genommen wird und so die körperliche Mitte dieser Person spüren kann. Damit kann es sich wieder in seine ausgeglichene Mitte bringen. Also sollte man ein Kind nicht schreien lassen, ein Baby erst recht nicht, denn wenn es mit dem Schreien aufhört, bedeutet dies, dass es aufgegeben hat, weil seine Bedürfnisse nicht erfüllt wurden. Dann ist eine psychische „Wunde" geschlagen worden, die jenseits von Worten passiert ist und somit später auch in einem psychotherapeutischen Setting nicht verbalisiert werden kann. Das Trauma sitzt in jeder Zelle des Körpers und kann dann über die SE®-Traumaarbeit oder auch die Neuroenergetische® Kinesiologie bearbeitet werden, denn diese beiden Methoden arbeiten mit dem Körper und kommen so an Ereignisse, die zu Traumata wurden, die jenseits von Worten passiert sind.

Nach der Definition von Peter Levine[8] sind Traumata nicht zeitgerecht beendete physiologische Prozesse – und auch nicht zeitgerecht integrierte Reflexe sind nicht zeitgerecht beendete physiologische

Prozesse. Es gibt meiner Erfahrung nach keinen Menschen, bei dem sich die frühkindlichen Reflexe zu 100 Prozent integrieren konnten. Warum das so ist, beschreibe ich im vierten Kapitel.

Nur der Grad der Integration der frühkindlichen Reflexe entscheidet darüber, inwieweit wir an unser von Natur aus angelegtes Potenzial herankommen und dieses ausschöpfen können. Je ungenügender sie sich im ersten Lebensjahr integrieren konnten, desto mehr Kraft braucht der Mensch später, um seinen Aufgaben nachzukommen. Damit verbraucht der Mensch seine begrenzten Ressourcen sehr viel schneller und erschöpft früher. Die Integration der frühkindlichen Reflexe sollte normalerweise über eine zeitgerechte motorische Entwicklung des Säuglings im ersten Lebensjahr erfolgen. Eine ausführliche Darstellung des ersten Lebensjahrs und dessen Wichtigkeit für das gesamte Leben danach finden Sie in meinem Buch „Der richtige Umgang mit dem Säugling im ersten Lebensjahr“[9].

Das vorliegende Buch richtet sich nun an all diejenigen, bei denen dies nicht erfolgt ist und zeigt Möglichkeiten der nachträglichen Integration frühkindlicher Reflexe auf. Hier gilt der Grundsatz: Je jünger, desto einfacher. Das liegt daran, dass die entwickelten Kompensationsstrategien sich im Laufe der Zeit manifestieren und es länger dauert, diese zur zentrierenden Haltung hin aufzubrechen.

Ich beschränke mich hier daher auf einen wesentlichen Punkt, der im ersten Lebensjahr zu einer guten Integration beiträgt: Das Liegen auf dem Bauch. Sobald das Baby auf der Welt ist, kann es bereits ein wenig seinen Kopf unabhängig vom übrigen Körper heben. Differenzierte Bewegungen des Körpers lernt es erst über die ersten Monate, in dem Maße in welchem die Spinalnerven myelinisieren. Die Myelinschicht ist eine „Fettschicht“ entlang der Nervenbahnen. Je besser eine Nervenbahn myelinisiert ist, desto schneller können Informationen von A nach B kommen. Die Myelinisierung geschieht durch die Bewegung. Daher sind die Spinalnerven, die für die Motorik zuständig sind, zum Zeitpunkt der Geburt zu 0 Prozent mit einer Fettschicht versehen. Nur die Hirnnerven, die u.a. fürs Sehen, Riechen, Schmecken und

Hören zuständig sind, müssen – zumindest etwas – myelinisiert sein, da sonst die für das Überleben zuständigen Funktionen nicht zur Verfügung stünden.

Den Kopf kann das Baby über die Kopfhebermuskeln bewegen, die von einem Hirnnerv innerviert werden. Der Mensch hat zwölf Hirnnerven, die unter anderem fürs Hören, Sehen, Riechen, Schmecken, für das Gleichgewicht und eben auch für das Heben des Kopfes zuständig sind. Die Hirnnerven sind zum Zeitpunkt der Geburt zu ca. 20 Prozent myelinisiert. Wenn dem nicht so wäre, wäre der Mensch nicht überlebensfähig. Da es aber auch nicht mehr ist, sind wir anfangs auch nicht allein überlebensfähig.

Hören, Sehen, Riechen, Schmecken und Gleichgewichtssinn sind keine aktiven Prozesse, sie passieren einfach. Nur die Kopfhebermuskeln sind Körpermuskeln, die trainiert werden müssen. Dieses „Training" passiert nur, wenn das Baby immer wieder auf den Bauch gelegt wird, und es den Kopf heben kann, bzw. muss, wenn es die Welt entdecken möchte. Da Kinder die Welt entdecken wollen, trainieren sie automatisch. Die weitverbreitete Meinung, dass mit der Bauchlage unter Umständen der plötzliche Kindstod eintreten könnte, ist mittlerweile mit einer sehr hohen Wahrscheinlichkeit widerlegt. Vermutlich liegt der plötzliche Kindstod im Fehlen des Enzyms *Butyrylcholinesterase* (BCHE) begründet. Herausgefunden hat dies im Jahr 2022 eine australische Wissenschaftlerin, die vor fast 30 Jahren selbst ihr Baby durch den plötzlichen Kindstod verloren hat[10].

Mit der Bauchlage trainiert das Baby nicht nur den 11. Hirnnerv, der für die Kopfhebermuskeln verantwortlich ist, sondern auch alle anderen Hirnnerven. Das simple Liegen auf dem Bauch und das hieraus resultierende Training der Kopfhebermuskeln fördert die Hirnentwicklung des Babys daher optimal. Babys, die immer wieder auf den Bauch gelegt werden, haben oftmals leuchtende Augen – allein die Augen werden durch vier Hirnnerven innerviert. Wenn man sieht, dass Babys durch die Bauchlage leuchtende Augen bekommen – in der Rückenlage ist dies nicht so zu beobachten – sind die leuchtenden

Augen ein Hinweis darauf, dass sich durch die Bauchlage die Myelinisierung der Hirnnerven optimal vollziehen kann. Denn die Augen sind offen liegendes Gehirn. Und der Sehnerv führt zum *Diencephalon*, also zum Zwischenhirn. Das Gehirn „strahlt" durch die Augen.

KAPITEL 3

Die sieben wichtigsten Reflexe

Bei der Auswahl der insgesamt 36 Reflexe, die ich kinesiologisch bearbeiten kann, habe ich mich für sieben entschieden. Dass die Neuroenergetischen® Kinesiologen mit einer so hohen Anzahl von Reflexen arbeiten können, haben wir Dr. Svetlana Masgutova[11], einer russischen Neurologin und Kinesiologin und Hugo Tobar[12], dem Entwickler der Neuroenergetischen® Kinesiologie, zu verdanken, der die über 40jährigen Forschungsergebnisse von Dr. Svetlana Masgutova als Grundlage für seine Methode herangezogen hat. Mittlerweile ist seine Methode von der australischen Gesundheitsbehörde anerkannt worden und ist somit Bestandteil der offiziellen australischen Gesundheitsversorgung.

Wenn einer der sieben Reflexe – hier in der Reihenfolge der Beschreibung aufgezählt – nicht vollständig transformiert, wie der Furcht-Lähmungsreflex (FLR), oder sich nicht vollständig integriert hat, wie der Babinski, der Moro-Reflex, der Asymmetrisch Tonische Nackenreflex (ATNR), der Symmetrisch Tonische Nackenreflex (STNR), der Tonische Labyrinth Reflex (TLR) oder die Handgreifreflexe, so kann dies an körperlichen Fehlhaltungen erkannt werden, die sich ab dem ersten Lebensjahr zu entwickeln beginnen.

Zu diesen Reflexen, deren Systematik ich in diesem Buch aufgreife, habe ich ein Poster gestaltet, anhand dessen ich Ihnen, verehrte Leserinnen und Leser, die Problematik von nicht hinreichend integrierten frühkindlichen Reflexen im ersten Lebensjahr verdeutlichen möchte (erhältlich unter *balance-hiro.de*; Anm. d. Verlags). Nur der Babinski-Reflex ist wegen seiner etwas problematischen Darstellung nicht auf dem Plakat zu finden. Wie Sie vielleicht aus meinen vorherigen Veröffentlichungen wissen, ist die Darstellung der Problematik, die sich aus nicht integrierten Reflexen ergibt, für mich nur die eine Seite der Medaille, viel wichtiger ist mir die andere Seite – wie ich Hilfe zur Selbsthilfe anbieten kann. Das ist mir jedoch nur deshalb möglich, weil ich in jahrelanger Forschungsarbeit die Zusammenhänge von nicht integrierten Reflexen auf unsere körperlichen, emotionalen und mentalen Prozesse erkennen und beschreiben konnte. Daraus sind mittlerweile weitere, neue Übungen entstanden, die ich Ihnen am Ende dieses Buches vorstelle.

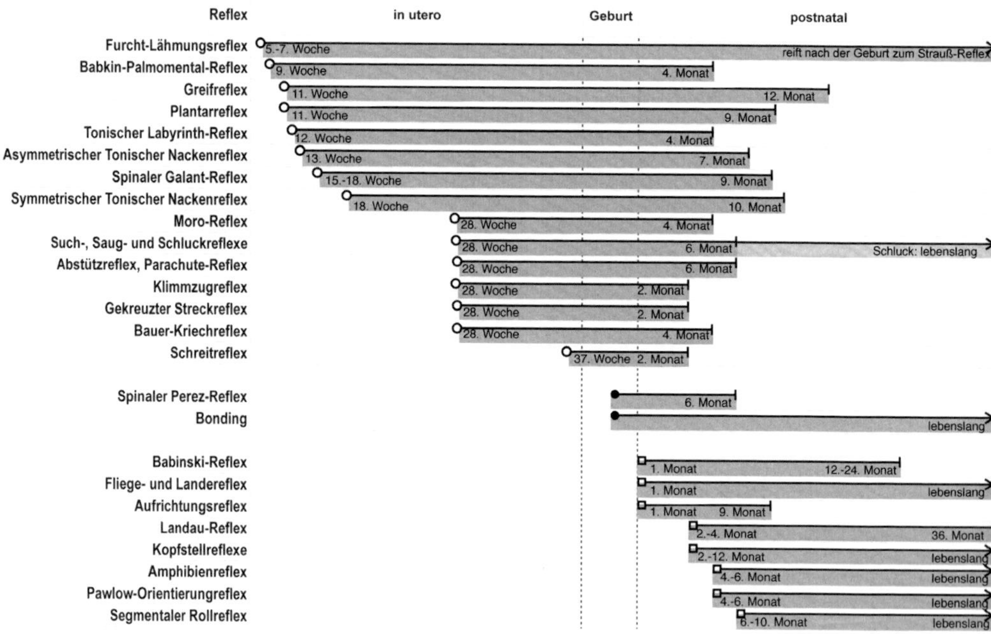

Die Reflexe in ihrem zeitlichen Verlauf

Das Diagramm „Die Reflexe in ihrem zeitlichen Verlauf“ wurde von dem tschechischen Kinderneurologen Václav Vojta erstellt und von der russischen Lernpsychologin Svetlana Masgutova um den Aufrichtungsreflex und Fliege- und Lande- Reflex sowie das Bonding erweitert.

Zur Erklärung des Diagramms:

- Reflexe, die intrauterin (während der Schwangerschaft) entstehen, haben einen nicht ausgefüllten Punkt.
- Reflexe, die ein Leben lang aktiv sind, haben am Ende einen Pfeil.
- Reflexe, die sich bis zu einem bestimmten Zeitpunkt integriert haben sollten, haben am Ende einen Balken.
- Reflexe, die sich erst unter der Geburt bilden, haben einen ausgefüllten Punkt.
- Reflexe, die sich nach der Geburt entwickeln, haben ein nicht ausgefülltes Quadrat.

(Anmerkung: Mit der zeitlichen Einteilung des Babinski-Reflexes bin ich nicht zufrieden, da ich denke, dass wir ihn brauchen, um gut durch den Geburtskanal zu kommen, er sich also bereits intrauterin bilden müsste. Da ich dies aber nicht nachweisen kann, lasse ich die Tabelle so stehen.)

Der Furcht-Lähmungsreflex (FLR)

Der FLR[13] ist der erste Reflex, der während der Schwangerschaft auftritt. Er integriert sich nicht, sondern transformiert im ersten Lebensjahr von einer infantilen in eine reife Schreckreaktion, die auch als Strauss-Reaktion bezeichnet wird, da in den 20er Jahren des 20. Jahrhunderts ein Herr Strauss das Bewegungsmuster des FLR zum ersten Mal beschrieben hat. Eine reife Schreckreaktion bedeutet, dass Sie beispielsweise bei einem plötzlichen Knall, einer unerwarteten Berührung oder wenn ein Fahrzeug hinter Ihnen aufblendet, das Ereignis nur registrieren und Ihre Tätigkeit ruhig fortsetzen. Spüren Sie jedoch etwas im Solarplexus, zucken sichtbar zusammen oder halten sogar kurz inne (Erstarrung), deutet das darauf hin, dass der FLR nicht gut transformiert wurde. Wenn der FLR nicht ausreichend transformiert wird, können sich alle nachfolgenden Reflexe nicht richtig entwickeln und somit auch nicht optimal integrieren[14].

Wir brauchen die reife Schreckreaktion, um in Gefahrensituationen richtig reagieren zu können. Wenn wir immer wieder den motorischen Reaktionen auf die Stimuli eines noch zu stark aktiven FLR ausgeliefert sind, beginnt der Körper damit, diese Haltungen in seinem System abzuspeichern, was man schon sehr früh im Leben sehen kann.

Beschreibung der Bilder

Im Folgenden werden einige Bilder typischer Körperhaltungen gezeigt, die sich aus einem nicht ausreichend transformierten FLR entwickeln können.

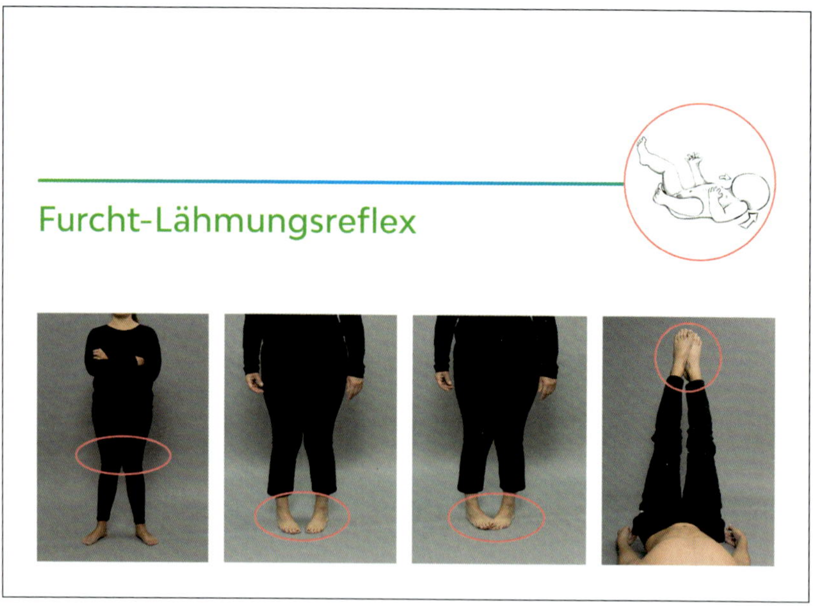

Auf dem ersten Bild sehen Sie die typische X-Beinstellung des FLR, in Bild zwei und drei kommen zu den X-Beinen die nach innen rotierten Füße hinzu. Manchmal ist dies so ausgeprägt, dass die Zehen des einen Fußes die Zehen des anderen berühren. Auf Bild vier kann der junge

Mann seine Beine nicht in eine Parallelstellung bringen, wenn er versucht sie senkrecht nach oben zu führen. Die Haltung des FLR ist bereits derart in seinem System abgespeichert, dass sich die Füße automatisch direkt berühren.

Nun folgen einige Bilder von Fuß- und Handstellungen von Kindern aus meiner Praxis, deren Eltern mir die Erlaubnis gegeben haben, sie für mein Buch zu verwenden.

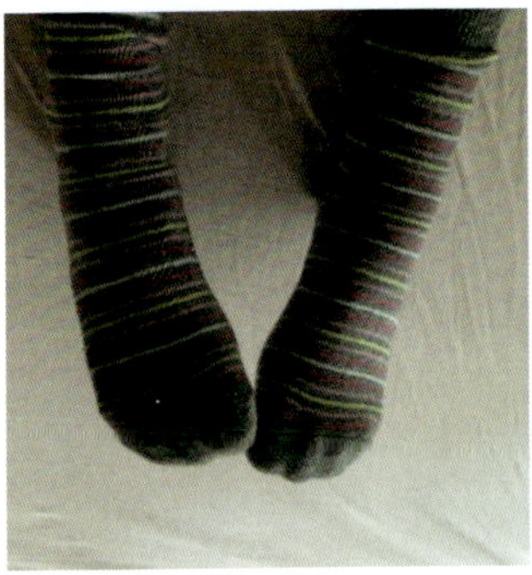

Abb. A

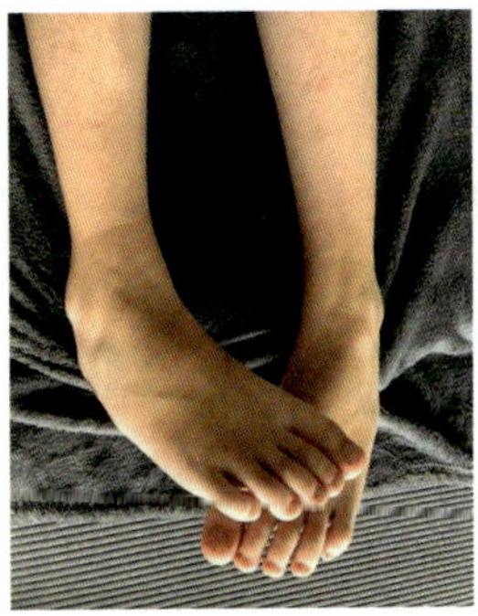

Abb. B

Die Fußstellungen auf den beiden Bildern entsprechen denjenigen auf der zweiten und der dritten Abbildung oben. Es sind hier die unterschiedlichen Ausprägungen eines nicht transformierten FLR zu sehen. Das Kind von Abbildung A hat einen besser transformierten FLR als das Kind von Abbildung B. Menschen mit einer Fußstellung, bei der die Füße so übereinander fallen, haben auch beim Laufen Probleme. Sie können im wahrsten Sinne über ihre Füße stolpern, und oft beobachtet man einen „watschelnden“ Gang. Kinder sagen dann immer wieder, dass ihnen Laufen zu anstrengend sei. Sie verweigern Spaziergänge oder wollen auch noch als Vier- oder Fünfjährige im Buggy gefahren werden. Und das Laufen wird mit zunehmendem Alter immer anstrengender. Das erkenne ich an dem gequälten Gesichtsausdruck, der mir beim Spazierengehen immer wieder auffällt.

Die Handstellungen, die Sie auf den folgenden Bildern sehen, zeigen ebenfalls deutlich die bereits automatisch angenommene Haltung bei einem noch aktiven FLR. Wenn man auf dem Rücken liegt, so sollten

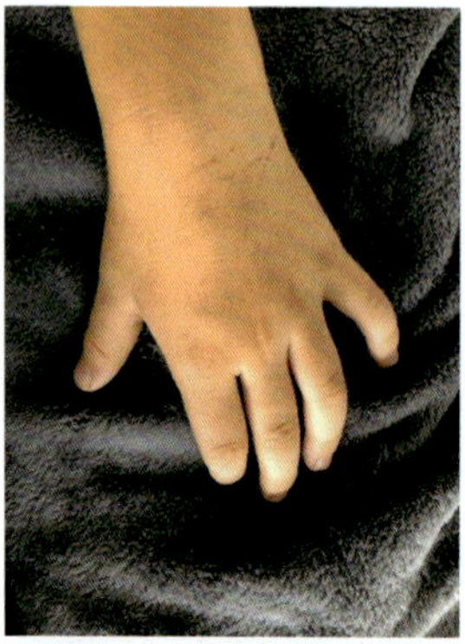
Abb. C

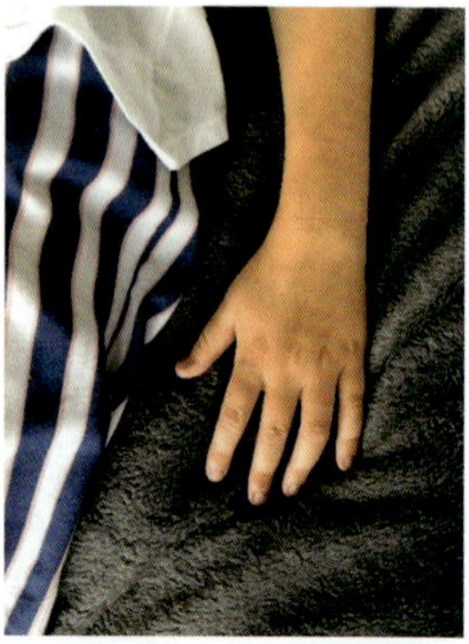
Abb. D

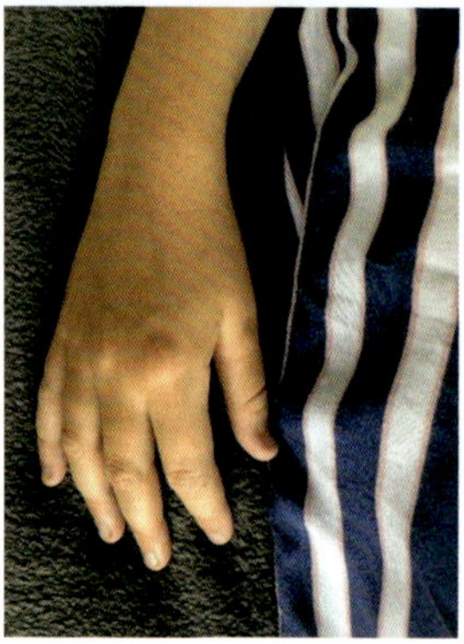
Abb. E

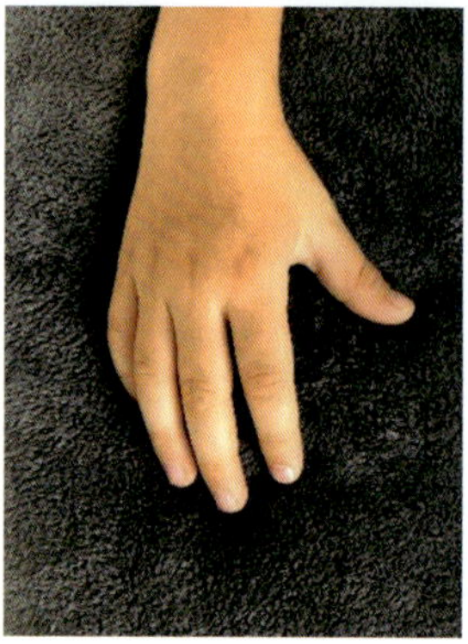
Abb. F

die Arme gerade mit den Handflächen auf der Matte zum Liegen kommen. Das ist hier nur im Ansatz auf Abbildung C zu erkennen.

Auf den Abbildungen D bis F kann man erkennen, wie sich die Finger in einem Bogen zum Körper hin bereits verformt haben. Bei den Füßen ist das analog zu sehen. Die Kinder und später auch Erwachsenen sind dann nicht mehr in der Lage, ihre Finger gerade zu strecken; sie sind immer in sich verdreht, fast wie ein Korkenzieher. Dann zeige ich den Eltern, wie sie die Haltung der Finger und Zehen bei ihren Kindern wieder in eine physiologische Richtung bringen können, wobei ich dabei das Bild eines zentrierten Körpers innerlich vor Augen habe. Es gibt Eltern, die das konsequent bei ihren Kindern durchführen – die Ergebnisse schildere ich Ihnen im folgenden Abschnitt.

Mögliche Verhaltensweisen bei einem nicht hinreichend transformierten Furcht-Lähmungsreflex

Wie der Name des Reflexes bereits signalisiert, kann er Furcht auslösen, und zwar Furcht vor etwas Konkretem. Es ist in der Regel keine generalisierte, sondern eine spezifische Angst, wie beispielsweise Angst, in den Keller zu gehen, Angst davor, sich mit anderen Kindern zu verabreden, Angst vor sportlichen Aktivitäten an Turngeräten oder auch Ballspielen. Denn kommt ein Ball auf sie zugeflogen, wird der FLR visuell gereizt – und was macht man dann automatisch, um sich zu schützen? Man schließt reflexartig die Augen und lässt den Ball ins Tor rollen.

Apropos Augen: Die Akkommodationsfähigkeit ist eingeschränkt. Das heißt, die Pupillen können sich den Lichtverhältnissen nicht entsprechend anpassen. Sie bleiben in der Regel weit geöffnet, auch wenn Licht hineinfällt. Das bedeutet, dass Betroffene ständig geblendet sind, auch wenn ihnen dies oft selbst nicht bewusst ist, weil sie es ja nicht anders kennen. Wenn Kinder zu mir in die Praxis kommen, bei denen der FLR noch aktiv ist, stelle ich regelmäßig fest, dass die Pupillen vergrößert sind, und dass sie immer wieder vor etwas zurückschrecken. Es ist jeweils eine sehr individuelle Angst, die sehr unterschiedlich aussehen kann. Oft gehen die Betroffenen auch in eine Vermeidungshaltung, d. h. sie entwickeln Kompensationsstrategien, um mit den Unzulänglichkeiten klarzukommen, die dieser noch aktive Reflex mit sich bringt. Diesen letzten Satz könnte ich bei jedem der noch zu besprechenden Reflexe hinzufügen, denn die Kompensationsstrategien sehen immer sehr individuell aus. Er gilt im Grunde für alle Reflexe, die sich nicht gut integrieren konnten.

Da der FLR auditiv (hoher Geräuschpegel), visuell (plötzliches Licht) und taktil (unvermittelte Berührung) ausgelöst wird, sind Kinder und auch Erwachsene sehr empfindlich gegenüber Geräuschen, sind überfordert, wenn es zu laut wird und können dann das Wesentliche nicht aus dem Unwesentlichen herausfiltern. Kinder, die diesem Reflex noch sehr stark ausgeliefert sind, erstarren, wenn sie angeschrien werden. Sie sind dann nicht mehr in der Lage, zu reagieren. Und das kann das Gegenüber unter Umständen noch aggressiver werden lassen. Manchmal beginnt dann eine Endlosschleife aus Furcht und Reaktionsunfähigkeit. Das Körpersystem der Betroffenen braucht immer mehr Zeit, sich selbst zu regulieren. Bei einer noch stärkeren Ausprägung wird jegliche Auseinandersetzung zu einer Qual, die sich bis ins Erwachsenenalter fortsetzen kann. Es ist eine permanente Überforderung, der der Mensch ausgesetzt ist. Und das erschöpft im Laufe des Lebens, wodurch sich Krankheiten ihren Weg bahnen können.

Auditive Sensibilität wird immer häufiger beobachtet, ohne dass man genau weiß, warum. Betroffene Kinder und Erwachsene reagieren in sehr unterschiedlicher Art und Weise und Intensität sensibel. Hier wird mittlerweile oft von Hochsensibilität oder Hochsensitivität gesprochen. Jedoch trifft dies nach meinen Erfahrungen in den wenigsten Fällen zu, sondern die hohe Sensibilität hängt sehr oft mit dem nicht hinreichend transformierten FLR zusammen. Es gibt unbedingt Hochsensibilität, nur nicht in der Häufigkeit, wie man es Eltern und Lehrern weismachen will.

Wenn ein Kind die auf den Abbildungen D bis F gezeigte Handhaltung hat, so fällt es ihm unter Umständen schwer, den Oppositionsgriff – auch Pinzettengriff genannt – mit Daumen und Fingern auszuführen, was die Feinmotorik behindert. Wenn man mit dem Daumen nur einen Teil einer Fingerkuppe berühren kann, rutscht immer wieder etwas zwischen den Fingern weg. Musiklehrer erzählen mir vermehrt, dass viele Kinder immer größere Schwierigkeiten haben, bei einem Saiteninstrument, sei es Gitarre, Geige oder Cello, die Saiten korrekt zu greifen, weil sie ihnen unter den Fingern wegrutschen. Auch Blasinstrumente wie Horn, Trompete, Posaune oder Querflöte brauchen eine physiologisch korrekte Fingerstellung, um das Instrument sauber spielen zu können.

Hier können Eltern ihre Kinder unterstützen, indem sie ihnen rein mechanisch die Finger in eine zentrierende Haltung bringen, nachdem sie von mir genau angeleitet wurden. Die Ergebnisse, die schon bei kurzer, aber konsequenter Durchführung zu beobachten sind, machen mir Mut, weiter zu forschen und immer wieder neue Eltern bei Bedarf darin anzuleiten. Ich möchte nochmals betonen: Wenn der FLR nicht hinreichend transformiert, dann wirkt sich das im Folgenden auf die Qualität der Integration der übrigen Reflexe aus – mit den daraus resultierenden vielfältigen Problemen.

Babinski-Reflex und Plantarreflex

Wie auf dem Diagramm zum Verlauf der Reflexe zu sehen ist, geht man im Allgemeinen davon aus, dass sich der Babinski-Reflex[15] – benannt nach dem polnisch-französischen Neurologen Joseph Babinski – erst nach der Geburt entwickelt. So hat es Václav Vojta in seiner Arbeit festgelegt[16]. Meiner Meinung nach entwickelt sich der Babinski-Reflex bereits während der Schwangerschaft, denn das Baby braucht diesen Reflex unter anderem, um sich durch den Geburtskanal zu schlängeln. Da ich meine Ansicht jedoch nicht belegen kann, bleibe ich bei der Darstellung, dass sich der Babinski-Reflex erst nach der Geburt entwickelt.

Vor einigen Jahren habe ich festgestellt, dass es vorkommen kann, dass der Babinski-Reflex vom Körper als Kompensationsstrategie eingesetzt wird, um mit einem noch aktiven FLR klarzukommen. Es ist das erste Mal, dass ich entdecke, dass ein Reflex zur Kompensation eines anderen Reflexes vom Körper genutzt wird. In der eindeutigen Form habe ich dies bis jetzt bei noch keinem anderen Reflex gesehen. Da der Babinski-Reflex zur Kompensation des FLR genutzt wird, steht er hier an zweiter Stelle der Besprechung. Er wirkt sich zunächst sichtbar auf die Füße aus, der übrige Körper wird erst später in Mitleidenschaft gezogen. Das folgende Bild zeigt einen stark ausgeprägten Babinski-Reflex in der Ruhestellung.

Es ist gut zu erkennen, wie sich der große Zeh nach oben wölbt während die anderen Zehen die Tendenz haben, sich nach unten hin wegzubiegen. Ausgelöst wird dieser Reflex, wenn man an der Fußaußenkante von der Ferse zum kleinen Zeh hin entlangstreicht. Dieser Reflex, der sich als einziger erst bis zum Ende des zweiten Lebensjahres vollständig integriert hat, wird bei Nichtintegration mit jedem Schritt, den man macht, wieder ausgelöst. Dann fangen die großen Zehen an, sich nach oben zu biegen, und die übrigen Zehen beugen sich nach unten. Und man wundert sich, dass die Strümpfe immer wieder Löcher an den großen Zehen haben, oder sie sich im Schuh immer wieder verdrehen.

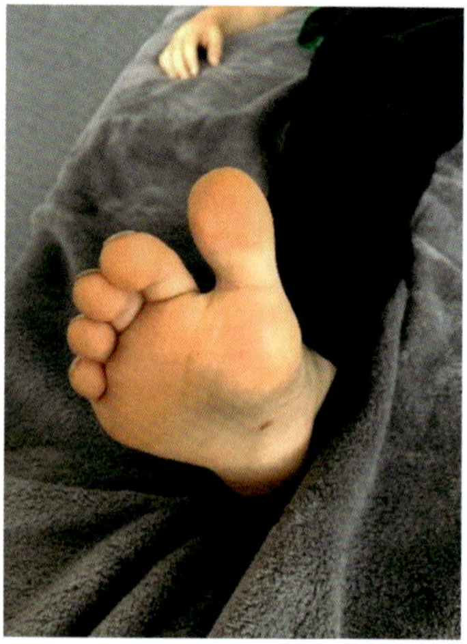

Mögliche Verhaltensweisen bei einem nicht hinreichend integrierten Babinski-Reflex

Schaut man sich den Laufstil von Menschen an, bei denen sich der Babinski-Reflex nicht ausreichend integriert hat, so kann man zwei unterschiedliche Muster erkennen: Entweder knicken die Füße nach innen weg – auf Dauer werden dann auch die Schuhe in diese Deformation gebracht – oder die Füße knicken nach außen. Auch das erkennt man dann an den verformten Schuhen. Das Ablaufen der Absätze kommt dann noch hinzu und verstärkt das Bild. Bei beiden Laufstilen kommt mit jedem Schritt der große Zeh nach oben, das sieht man besonders im Sommer, wenn die Menschen Flip-Flops tragen.

Außerdem wird der Fuß von außen nach innen gedreht, Betroffene sind nicht in der Lage, ihren Fuß gerade und mit seiner ganzen Sohlenfläche auf den Boden zu bringen (daher die verdrehten Strümpfe in den Schuhen). Das bedeutet einen Verlust an Erdung, die Eigenwahrnehmung, auch Propriozeption genannt, ist nur unzureichend entwickelt. Auch das Gleichgewicht und die Taktilität, die passive Sinneserfahrung von Berührungen oder Materialien auf der Haut, werden durch den wackeligen Stand beeinflusst. Dies führt im Endeffekt zu Beeinträchtigungen der Lernfähigkeit, denn Eigenwahrnehmung, Gleichgewicht und Taktilität sind die drei Grundwahrnehmungssinne, die für unser lebenslanges Lernen von entscheidender Bedeutung sind.

Der ständige physiologisch nicht korrekte Laufstil kann sich, je nach Empfindsamkeit, in schmerzenden Füßen und Fußgelenken zeigen, bis es in der Folge weiter zu den Knien und Hüftgelenken hochgeht. Es kommt recht häufig vor, dass die durch den nicht integrierten FLR verursachten X-Beine durch den Babinski-Reflex wieder langsam nach außen gebogen werden. Und das beeinträchtigt insbesondere die Kniegelenke. So bahnt sich die nächste Deformation ihren Weg. Ich vergleiche dieses kaskadenförmige Verhalten manchmal mit dem Jenga®-Turm, bei dessen Aufbau man immer darauf achten muss, wie man das Gleichgewicht des „Bauwerks" – hier dasjenige seines Körpers – ausbalancieren kann.

Viele Menschen stellen fest, dass sich an verschiedenen Stellen der Fußsohle Hornhaut bildet. Der nach innen gekippte Babinski-Reflex fördert die Hornhautbildung am Ballen und an der Innenkante des großen Zehs. Wenn der Babinski-Reflex den Fuß nach außen wegkippen lässt, fördert dies die Hornhautbildung an der Außenhacke und am Ende der Außenkante unterhalb des kleinen Zehs.

Eine weitere nicht zu unterschätzende Folge eines schlecht integrierten Babinskis betrifft die Atmung. Da die Erdung nur unzureichend vorhanden ist, wird bei vielen die Atmung flacher. Die Bauchatmung, die wir alle als Baby ganz automatisch hatten, geht langsam verloren. Sobald ich damit beginne, den Babinski-Reflex in Verbindung mit dem Zwerchfell mithilfe der Neuroenergetischen® Kinesiologie zu balancieren, können Betroffene anders stehen, und ihre Sprechweise verändert sich durch die wiederbeginnende physiologische Atmung.

Man kann sagen: Je deformierter die Füße sind, desto stärker hat sich der Babinski-Reflex nicht integriert, und dies ist dann auch eine Folge des nicht hinreichend transformierten FLR.

Es gibt noch einen weiteren Fußreflex, und zwar den Plantarreflex[17], der bei Auslösung an den Grundgelenken der Zehen zur Folge hat, dass sich alle fünf Zehen nach unten krümmen. Die Zehenendglieder ähneln von der Fußsohle aus betrachtet kleinen Saugnäpfen. Dieser Reflex sollte sich bis zum Ende des neunten Lebensmonats integriert haben. Die Natur hat das sehr klug eingerichtet, denn im neunten Monat beginnt das Baby damit, sich an Gegenständen hochzuziehen und sich auf seine Füße zu stellen.

Wenn der Plantarreflex die Chance bekommen hat, sich bis zu diesem Zeitpunkt hinreichend zu integrieren, krümmen sich die Zehen nicht mehr, wenn die Fußsohle den Boden berührt. Hühneraugen sind eine weitere Unannehmlichkeit, die mit einem noch aktiven Plantarreflex einhergeht. Bei manchen Menschen kann im Sommer beobachtet werden, dass der eine Fuß mit jedem Schritt einen noch aktiven Babinski-Reflex zeigt, der andere Fuß weist einen noch aktiven Plantarreflex auf. Dies bedeutet, dass das Gehirn in Bezug auf Taktilität, Gleichgewicht und Eigenwahrnehmung ständig höchst unterschiedliche Informationen bekommt.

Es gibt Sandalen, die an der Stelle, wo das Zehengrundgelenk die Schuhinnensohle berührt, eine Wölbung haben, um so den Fuß zu „unterstützen". Dabei kann es jedoch passieren, dass der Plantarreflex eine „Dauerauslösung" erfährt – und dies führt zu einer noch stärkeren Manifestation der Kompensationsstrategien. Ich nenne dies eine nicht physiologische kompensatorische Fehlhaltung.

Um es nochmals zu betonen: Kompensationsstrategien kosten Kraft, und diese Kraft lässt im Laufe des Lebens nach. Irgendwann ist sie aufgebraucht und dann spielt es keine Rolle mehr, wieviel Willenskraft Betroffene aufbringen können. Je mehr Willenskraft vorhanden ist, umso mehr Strategien können sie zwar einsetzen, um diese Kompensationen etwas länger aufrechtzuerhalten, am Ende ist der Körper jedoch stärker. Um dies zu vermeiden, ist es wesentlich, darauf zu achten, dass Babys im ersten Lebensjahr eine physiologische, motorisch zeitgerechte Entwicklung durchlaufen, die die Eltern unterstützen können.

Dazu gehört, dass die Füße auf keinen Fall massiert werden, denn dadurch werden sowohl der Babinski- als auch der Plantarreflex ständig wieder ausgelöst, und sie haben keine Chance, sich hinreichend zu integrieren. Dies ist vergleichbar mit einer „offenen Wunde", die mit jedem Schritt im Leben immer wieder gereizt wird.

Als meine Kinder vor fast 40 Jahren klein waren, hieß es, man solle nur die Fersen berühren, nicht die ganze Fußsohle. Anscheinend wusste man damals, dass dadurch diese beiden Fußreflexe unnötigerweise ausgelöst werden. Viel eminenzbasiertes Wissen, das akzeptiert wird, weil die Person, die es ausspricht als Experte und Autorität auf ihrem Gebiet gilt, ist seit Beginn der 90er Jahre verlorengegangen und wurde ersetzt durch evidenzbasiertes Wissen, das auf einer nachgewiesenen Wirksamkeit gründet, manchmal leider aber auch nicht zu qualifizierteren Ergebnissen führt. Es war ein schleichender Prozess, der dazu geführt hat, dass nach Meinung vieler älterer Mediziner ca. 50 Prozent des Wissens verloren gegangen ist.

Und das ist nicht nur im medizinischen Bereich zu beobachten. Die vielen unterschiedlichen, häufig sehr oberflächlichen und manchmal auch komplett falschen Informationen, die zum Thema Babymassage über Social Media verbreitet werden, tragen dazu bei, dass die Integration insbesondere der beiden Fußreflexe Babinski- und Plantarreflex überhaupt nicht stattfinden kann. Mit den Folgen haben dann Kinder, Eltern und medizinisches Personal zu kämpfen.

Eine dieser Folgen ist der Zehenspitzengang, der zu einer Deformation der Beine führt und auch ein Grund dafür sein kann, dass sich die Sprachentwicklung verzögert. Sprache und Bewegung bilden in der Gesamtentwicklung von Kindern eine Einheit. Entwicklungspsychologisch ist die Bewegungserfahrung Voraussetzung für den Spracherwerb. Das Sprechen lernen erfolgt auf der Basis des Gehens und Greifens, und sobald hier eine nicht physiologische Entwicklung zu beobachten ist, kann sich die Sprache ebenfalls nicht korrekt entwickeln. Wird der Fuß nicht vollständig auf den Boden gesetzt, ist die Motorik nicht physiologisch und die Informationen, die das Gehirn über die Fußsohlen bekommt, sind ebenfalls nicht korrekt.

Gerade Beine sieht man bei Kindern nur noch sehr selten. Die dadurch verursachten Besuche beim Kinderarzt, Orthopäden, Ergotherapeuten, Physiotherapeuten, Logopäden und bei Lernbegleitern belasten unser Sozialsystem, aber in erster Linie belasten sie natürlich die Kinder, die aufgrund von „wohlgemeinten Ratschlägen" in ihrer Entwicklung weit hinter ihrem Potenzial bleiben. Von den wirtschaftlichen Folgen ganz zu schweigen, wenn diese Kinder erwachsen werden und ins Arbeitsleben eintreten.

Im Folgenden sehen Sie einige Bilder, die bei TikTok zu finden sind. Ein Vater massiert hingebungsvoll die Füße seines Babys und löst dabei immer wieder den Plantarreflex aus. Wie Sie mittlerweile wissen, wird dadurch die Integration dieses Reflexes komplett verhindert, zusätzlich wird eine „offene Wunde" immer wieder gereizt. Das Schlimmste daran ist für mich, dass Eltern das einfach nur machen, weil sie es niedlich finden und gar nicht wissen, was sie damit auslösen.

Das erste Bild zeigt, wie sich die Zehen spreizen, im zweiten Bild kommen die Finger des Vaters den Grundgelenken näher, das Baby fängt an, die Zehen leicht zu krümmen, und im dritten Bild sieht man den Plantarreflex vollständig ausgelöst. Alle Zehen krümmen sich. Wenn dies immer wieder passiert, können die Kinder nur sehr schwer oder sogar gar nicht richtig lernen, mit dem Fuß physiologisch korrekt

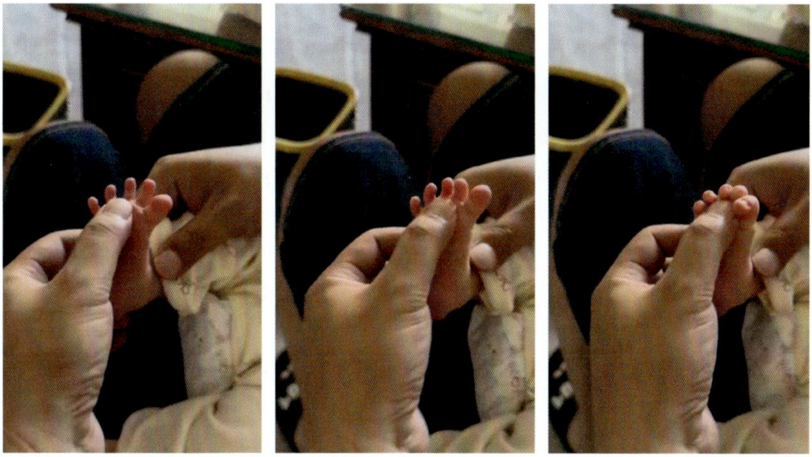

abzurollen. Jeder Schritt kann dann zur Qual werden. Das ist in der Folge mit ein Grund, warum Kinder immer weniger laufen wollen – es ist für sie viel zu anstrengend.

Der Moro-Reflex

Der Moro-Reflex[18] ist ein vestibulär, also das Gleichgewicht betreffend ausgelöster Reflex, bei dem der Kopf des Babys über die vertikale Mittellinie nach hinten fällt. Es öffnet dabei die Arme zur Seite, die Beinchen öffnen sich ebenfalls, das Baby verliert seine Mitte. Um diese zu schützen, bringt es Arme und Beine zur Körpermitte und fängt an zu weinen. In dem Moment sollte sofort jemand da sein, der es in die Arme nimmt, damit es sich wieder regulieren kann.

Nach der Geburt ist der Moro-Reflex für die erste Ausatmung zuständig, vorher sorgte der FLR für ein Füllen der Lungen mit Luft. Das Reflexmuster stellt eine Angstreaktion dar, denn wenn das Baby seine Mitte verliert, verliert es seine Stabilität und ein Stabilitätsverlust ist immer mit Angst verbunden. Bei der Aktivierung des Reflexes wird vermehrt Adrenalin und Cortisol ausgeschüttet, wodurch die Immunabwehr gesenkt wird.

Wenn sich der Moro-Reflex nicht optimal integrieren konnte, sieht man das bei Jugendlichen und Erwachsenen daran, dass sie immer wieder die Füße im Sitzen kreuzen und/oder die Arme ineinander verschlingen. Das ist dann analog zur Haltung des Babys, wenn es Arme und Beinchen überkreuzt, um so nach dem Triggern des Reflexes (beim Hochheben fällt der Kopf nach hinten) wieder seine Mitte zu finden. Wird der Moro-Reflex immer wieder durch diese entsprechenden Körperhaltungen getriggert, so kann es zu einer generalisierten Lebensangst kommen.

Konnte er sich bis zum Ende des vierten Monats hinreichend integrieren, so kann sich auch der Landau-Reflex ab dem vierten Lebensmonat gut entwickeln und integrieren. Der Landau-Reflex wird als der Reflex der Freude bezeichnet. Kann er sich aufgrund eines schlecht integrierten Moros nicht richtig entwickeln, kann er sich auch nicht hinreichend integrieren. Dies äußert sich später dann darin, dass Kinder, die sich über etwas sehr freuen, mit wedelnden Armen und Händen vor Ihnen stehen und ganz aufgeregt von dem erzählen, was sie bewegt. Dabei sind die Beine häufig nach hinten durchgedrückt.

Wenn sich der Moro-Reflex bis zum Ende des vierten Monats nicht hinreichend integrieren konnte, und immer wieder durch ein nicht korrektes Handling ausgelöst wird, kommt es später zu Haltungen, wie sie im Folgenden abgebildet sind.

Beschreibung der Bilder

Die beiden Zeichnungen oben rechts zeigen das Bewegungsmuster des Moro-Reflexes beim Baby und dienen als Bezug zu den unten aufgeführten und im Folgenden erläuterten Bildern.

Das erste Bild zeigt wieder dasselbe Mädchen wie auch beim FLR. Die gekreuzten Arme stellen die Haltung der Arme dar, nachdem das „Baby" nach dem Verlust der Mitte versucht, seine Mitte wieder zu schützen. Wie Sie erkennen, können bei einem Menschen gleichzeitig verschiedene noch aktive Reflexe in motorischen Restreaktionen in der Haltung zu sehen sein. Hier verweisen die sich berührenden Knie auf den nicht oder nicht vollständig integrierten FLR und die gekreuzten Arme auf den Moro-Reflex.

Das zweite Bild zeigt die durch den nicht oder nicht vollständig integrierten Moro-Reflex verursachten gekreuzten Füße – und wie häufig sieht man Menschen in dieser Haltung stehen oder sitzen. Die Füße knicken zusätzlich nach außen auf die Außenkante. Hier wird also gleichzeitig die Haltung des Babinski-Reflexes sichtbar.

Bild drei und vier zeigen jeweils denselben jungen Mann. Die O-Beine sind das „Ergebnis" aus der ersten Haltung des Moro-Reflexes, dem Bewegungsmuster des Moro-Reflexes beim Baby auf der linken Zeichnung entsprechend – dem Verlust der Stabilität aufgrund der Veränderung der Kopfposition nach hinten fallend. Die Füße kippen beide an der Außenkante, was auch hier auf den Babinski-Reflex hindeutet.

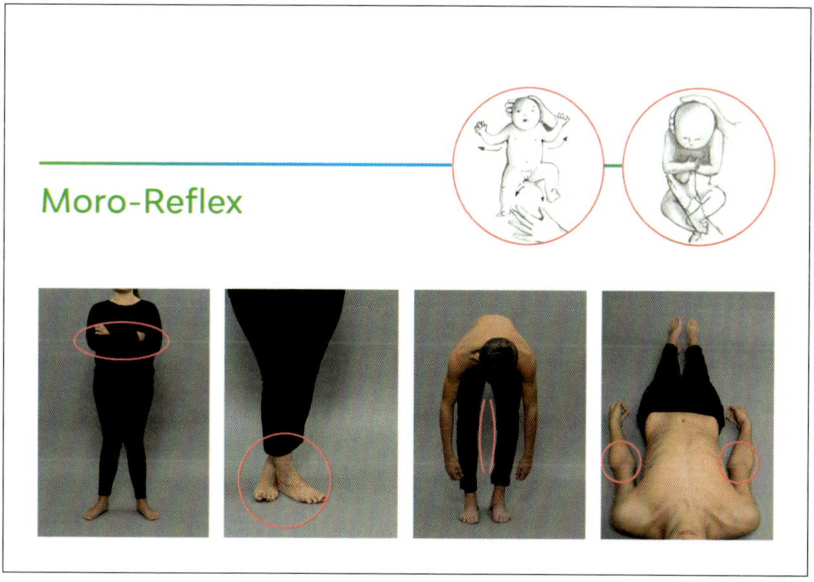

Auf dem vierten Bild zeigen die Ellenbeugen nach oben – ebenfalls eine Haltung, die in der ersten Bewegung des Moro-Reflexes eingenommen wird. Auch hier sehen wir wieder eine Mischung mehrerer nicht integrierter Reflexe: Bei einer durchgängig durch den Moro-Reflex beeinträchtigten Armhaltung müssten die Handflächen nach oben zeigen. Hier zeigen sie aber zum Körper hin – eine Haltung, die dem FLR geschuldet ist.

Übrigens wird im Yoga genau die Armhaltung des Moro-Reflexes mit den nach oben zeigenden Handflächen als „Entspannung“ eingesetzt und nennt sich dann auch noch „Toter Mann“. Drei Yogalehrerinnen haben nach meinem Kurs ihren Unterricht in dieser Richtung hin verändert und verwenden nun die Armposition für die zentrierende Haltung. Auf diese Armposition werde ich in Kapitel 4 noch näher eingehen.

Mögliche Verhaltensweisen bei einem nicht hinreichend integrierten Moro-Reflex

Die Folgen eines nicht gut integrierten Moro-Reflexes werden in drei Kategorien aufgeteilt. Erstens in körperliche Reaktionen, zweitens in psychische Reaktionen und drittens in soziale Folgen.

Körperliche Reaktionen:

Beim Landau-Reflex spricht man von einem unteren und oberen Landau, wenn das Baby in die Luft gehalten wird. Es biegt sich dabei durch und juchzt. Es kann seinen ganzen Körper koordiniert bewegen. Dies kann es nur dann leisten, wenn sich der Moro-Reflex gut integrieren konnte. Ist dieser in motorischen Restreaktionen noch zu stark vorhanden, haben Betroffene das Gefühl, ihr Unterkörper sei getrennt vom Oberkörper. Es besteht also kein integrales Gesamtkörpergefühl.

Man kann dies einfach selbst ausprobieren: Wenn man mit angezogenen Beinen auf dem Rücken liegt und den Körper nicht aus der Hüfte heraus schaukelnd nach oben und unten bewegen kann, ist dies ein deutlicher Hinweis auf einen unzureichend integrierten Moro-Reflex. Immer weniger Kinder können diese Bewegung ausführen, was auf eine zunehmende Reflexbelastung hindeutet. Bei dem Versuch, diese Bewegung auszuführen, heben sie automatisch das Becken in die Höhe, die

Koordination von oben nach unten fehlt. Durch den zu hohen Adrenalin- und Cortisolspiegel geraten Menschen mit einem zu stark aktiven Moro-Reflex in einen unbewussten, dauerhaft hohen Erregungszustand, der im Endeffekt das Immunsystem zu stark belastet. Die dabei überschießenden Reaktionen können dann zu Allergien führen.

Ein weiterer Nebeneffekt eines unzureichend integrierten Moro-Reflexes ist eine zu schwach ausgeprägte Anpassungsfähigkeit der Pupillen, die dadurch häufig dauerhaft zu weit geöffnet sind. Wie bei einer Fotolinse fällt dann zu viel Licht ins Auge. Dadurch entsteht ein Blendeffekt. Betroffene versuchen dann beispielsweise, dem beim Schreiben durch ein einseitiges Abdecken mit der linken Hand Herr zu werden, den Kopf immer näher zum Blatt gesenkt. Durch die schlechte Anpassungsfähigkeit der Augen ermüdet das Kind schnell beim Abschreiben von der Tafel, da die erforderliche Pupilleneinstellung nicht geleistet werden kann. Seine Konzentration sinkt, es muss sehr viel Kompensationsarbeit leisten, um die geforderte Leistung bringen zu können.

Psychische Reaktionen:
Durch den andauernd hohen inneren Stresspegel kann sich eine Desorientierung entwickeln, die noch mehr Angst erzeugt, die sich generalisiert bemerkbar macht. Dies kann dazu führen, dass Betroffene neue Anforderungen, die tagtäglich an sie herangetragen werden, zunehmend mit Abwehrreaktionen beantworten, weil es einfach zu viel ist.

In der Folge können Stimmungsschwankungen auftreten, da das System zunehmend überreizt wird. Es kommt zur Erschöpfung, die Kraft fehlt, den Tagesablauf geregelt bewältigen zu können. Auch Depressionen können daher beispielsweise eine Folge eines noch zu stark aktiven Moro-Reflexes sein. Depressive Menschen sieht man in der Regel in der Moro-Haltung liegen. Und das triggert wiederum die Stresshormone Adrenalin und Cortisol und fördert nur die Erschöpfung. Eine reflexfreie Schlafhaltung sieht zum Beispiel wie folgt aus: Auf dem Rücken, die Arme neben dem Körper liegend oder die Fingerspitzen der Mittelfinger berühren sich unter dem Brustbein. Damit kann dann die überschießende Stresshormonproduktion zurückgefahren werden.

Soziale Folgen:
Bei ständiger Angst ist der Mensch sehr stark an Stimuli gebunden, das heißt, er reagiert sehr stark auf äußere Reize und lässt sich von ihnen ablenken. Ihm fehlt die Fähigkeit zur Selektion, er kann nicht frei entscheiden, sondern orientiert sich eher daran, was andere für ihn entscheiden. Das unter anderem daraus resultierende niedrige Selbstwertgefühl lässt es häufig nicht zu, gesunde Beziehungen aufzubauen.

Im Allgemeinen ist zudem die Lernbereitschaft und Lernfähigkeit herabgesetzt. Routine, Planbarkeit und Struktur sind für Betroffene entlastend. Viele von ihnen sind daher echte Kontrollfreaks. Es kann aber auch vorkommen, dass sie aus ihrer hochgradigen Verunsicherung heraus zu Manipulationen greifen, die aber schnell erkannt und abgewehrt werden können.

Der Asymmetrisch Tonische Nackenreflex (ATNR)

Der Asymmetrische Tonische Nackenreflex[19] wird vestibulär horizontal ausgelöst. Durch eine Kopfdrehung zur Seite strecken sich die Gliedmaßen auf derselben Seite. Die Gliedmaßen der anderen Seite werden gebeugt. Dieser Reflex sollte sich zum Ende des siebten Lebensmonats integrieren. Bis dahin sorgt er dafür, dass das Baby Luft bekommt, wenn es auf dem Bauch liegt und den Kopf zur Seite gedreht hat.

Ab dem fünften Monat sollte sich das Baby vom Rücken auf den Bauch drehen können, um der physiologisch motorischen Entwicklung zu folgen. Wenn es dazu nicht in der Lage ist, sondern sich bei dem Versuch, seitwärts ins Rollen zu kommen, nur im Kreis dreht, ist dies ein Anzeichen dafür, dass sich der ATNR bis zu dem Zeitpunkt nicht hinreichend integrieren konnte. Eine Drehung wird normalerweise durch eine Drehung des Kopfes zur Seite initiiert, der gleichseitige Arm muss dabei zum Körper angezogen werden und die Hüfte gibt den Schwung, damit das Baby in die Bauchlage kommen kann.

Es sind also differenzierende Bewegungen vonnöten, damit das Baby diese Bewegung ausführen kann. Kommt es zu einer assoziierenden Bewegung, also einer unwillkürlichen Mitbewegung – der Kopf geht zur Seite, der Arm wird automatisch mitgestreckt –, ist eine Drehung nicht möglich. In dem Moment wird das Baby unzufrieden, weil es einen von Natur aus vorgesehenem Bewegungsablauf nicht vollziehen kann.

Es ist erforderlich, dass Eltern ihrem Baby dann zeigen, wie diese Bewegung zu erfolgen hat. Bei allen nicht physiologischen Bewegungen, also solchen, die von der regelgerechten motorischen Bewegungsentwicklung des Babys im ersten Lebensjahr abweichen, werden die motorischen Reflexreaktionen im Gehirn manifestiert. Wenn man dem Baby jedoch passiv den oben beschriebenen korrekten Bewegungsablauf zeigt, lernt sein Gehirn den physiologischen Bewegungsablauf, und es kann diesen infolgedessen korrekt abspeichern. Durch Wiederholung wird das *Corpus callosum* – die quer verlaufende Faserverbindung zwischen den beiden Gehirnhälften – myelinisiert und die Brodmann-Areale auf der rechten und linken Gehirnhälfte werden immer stärker miteinander verknüpft. Die „Mittellinie" kann jetzt vom Kind, und später vom Jugendlichen und Erwachsenen ohne Probleme gekreuzt werden. Es besteht also ein bruchloser Übergang zwischen der rechten und der linken Gehirnhälfte. Das heißt, im Kindergarten, in der Schule und im späteren Leben hat dieser Mensch dann Zugang zu seinem ganzen Gehirn. Das Lernen fällt leichter, das Abrufen von gelernten Inhalten geschieht mühelos.

Die motorischen Restreaktionen des ATNR-Reflexes fallen in der Schule und im alltäglichen Leben am meisten auf. Der ATNR ist der Reflex, an dem die intrauterine Lage, also die Position des Kindes im Uterus vor der Geburt, deutlich zu erkennen ist, die dazu geführt hat, dass wir von Natur aus die körperliche Zentrierung nicht einnehmen können. Je gerader die Beine im Erwachsenenalter sind, desto besser konnte sich der ATNR im ersten Lebensjahr integrieren. Dies möchte ich nun genauer anhand der folgenden Bilder beschreiben.

Beschreibung der Bilder

Bild eins zeigt eine Beinstellung, wie sie bei vielen Menschen im Stand zu sehen ist. Der nach außen gedrehte rechte Fuß verleiht dem Körper Stabilität, er weist darauf hin, dass die Person intrauterin mit der rechten Seite hin zur Wirbelsäule der Mutter gelegen hat. Diese Seite ist ein wenig gestaucht, was man daran erkennt, dass das linke Bein im Unterschenkel eine Wölbung nach außen aufweist. Zu dem sich ausdehnenden Bauch der Mutter konnte dieses Bein etwas „länger“ wachsen. Und dieser „Überschuss“ muss irgendwohin – in einer Wölbung des linken Unterschenkels nach außen wird er sichtbar.

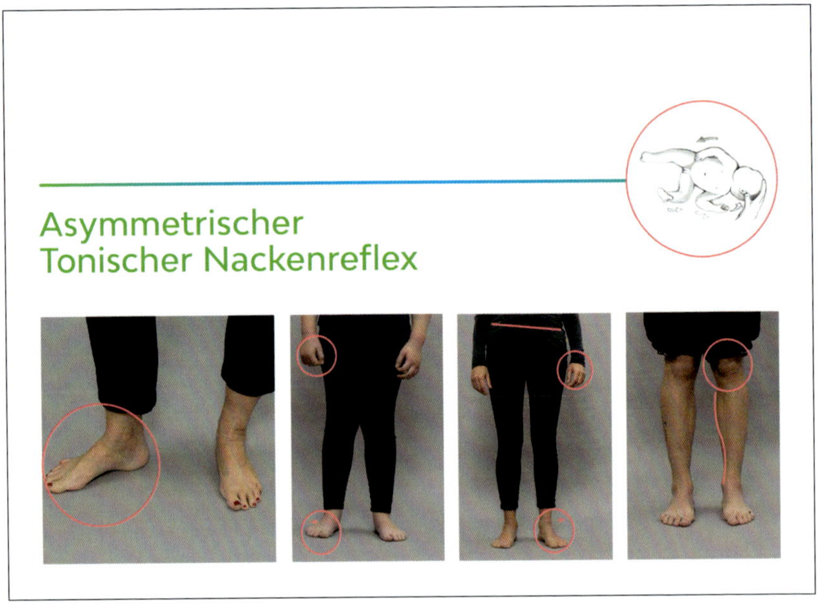

Bild zwei zeigt ein Kind, das ebenfalls intrauterin rechtsseitig zur Wirbelsäule der Mutter gelegen hat. Man erkennt, dass die rechte Hand nicht mit der linken Hand auf einer Höhe ist. Der rechte Fuß ist ein wenig mehr zur Seite gedreht als der linke, aus demselben Grund wie im ersten Bild. Das Kind kippt ein wenig nach rechts. Beide nach außen gedrehten Füße gehören zum Körperbild des Symmetrisch Tonischen Nackenreflexes (STNR), der im nächsten Kapitel näher erläutert wird. Auch hier sehen Sie in den nach innen gedrückten Knien die Auswirkungen des nicht vollständig integrierten FLR. Wie bei so vielen Menschen sind hier also mehrere noch aktive Reflexe zu sehen.

Bild drei zeigt einen Körper, der linksseitig intrauterin gelegen hat. Die linke Körperseite ist etwas gestaucht, wodurch sich der linke Arm etwas nach oben zieht. Würde man auch die Schulter sehen, sähe man, dass sie ebenfalls nach oben gezogen ist. Der linke Fuß ist hier etwas weiter nach außen gedreht als der rechte Fuß, die ATNR-Haltung wird deutlich sichtbar. Sowie auch der STNR, der sich in nach beiden Seiten gedrehten Füßen zeigt.

Bild vier zeigt einen jungen Mann, der intrauterin mit seiner rechten Seite zur Wirbelsäule seiner Mutter gelegen hat. Die Fußstellung ist nicht so eindeutig, man kann es aber an den Waden sehen. Der linke Unterschenkel ist minimal nach außen gebogen. Die nach innen fallenden Kniegelenke sind die Folge eines noch zu aktiven FLR.

Mögliche Verhaltensweisen bei einem nicht hinreichend integrierten ATNR

Ist der ATNR noch zu aktiv, kann die Mittellinie nicht gekreuzt werden. Dies stellen Kinderärzte, Ergotherapeuten und Sportlehrer vermehrt fest und es tritt immer auffälliger zutage. Im Folgenden werden die Auswirkungen eines noch stark aktiven ATNR beschrieben.

Wenn ein Kind in der Ergotherapie ein Blatt vor sich liegen hat, auf dem mittig ein Stift liegt, es mit der linken Hand den Stift nimmt, bis zur Mittellinie malt, den Stift dann der rechten Hand übergibt und das Blatt dann auf der rechten Seite bemalt, bedeutet dies, dass es nur getrennt Zugang zu seiner rechten und linken Gehirnhälfte hat. Wenn die Ergotherapeutin nun nach den ersten frühkindlichen Bewegungen fragt, bekommt sie fast immer zu hören, dass das Kind nicht im Überkreuzmuster gekrabbelt sei. Vielleicht ist es auch gerobbt, was keiner physiologischen motorischen Fortbewegungsart in der motorischen

Entwicklung des Säuglings entspricht. Das bedeutet, dass der Verbindungsbalken zwischen den beiden Gehirnhälften – das *Corpus callosum* – sich nicht genügend ausbilden konnte, sodass kein ungehinderter Zugang zu allen Gehirnfunktionen möglich wurde. Das *Corpus callosum* ist so wenig myelinisiert, dass kognitive Leistungen nur sehr schwer zu vollbringen sind.

Insbesondere im vierten Monat wurde dann auch nicht hinreichend die kreuzlaterale Hand-Fuß-Mund-Bewegung geübt, welche den ATNR zur Integration bringt. Dabei lernt das Baby kinästhetisch drei entscheidende Dinge: Mengen – ich habe fünf Finger und fünf Zehen, Entfernungen – meine Arme und Beine reichen von hier bis dort, und Grenzen – mein Körper hört hier auf. Und nur das, was man kinästhetisch erfahren (gespürt) hat, kann man später in der Abstraktion auch durchführen. Die Integration der Reflexe im ersten Lebensjahr ist ein Prozess, der unbewusst im Hirnstamm abläuft. Daher kann man diese Integration später schwerlich über kognitive, also bewusste Handlungen erreichen. Das Kind versteht einfach nicht, wie es die Mittellinie beim Schreiben überkreuzen soll, weil es dies zuvor – im vierten und dann im achten Monat – durch die physiologische Bewegung nicht gespürt hat. Häufig zeigt sich dies auch in Schwierigkeiten, Rechnen, vor allem Subtrahieren, zu lernen.

Ein etwas besser integrierter ATNR zeigt sich, wenn beim Schreiben die Mittellinie wohl überquert werden kann, jedoch das Schriftbild auf der rechten Seite des Blattes beginnt, sich zu verändern. Die Schrift verlässt beispielsweise die Zeile, geht nach oben oder unten weg, oder sieht unter Umständen komplett anders aus. Mit zunehmendem Text stellt sich eine immer höhere Fehlerquote ein. Warum ist das so? In dem Moment, in dem der Kopf zur Seite gedreht wird, wird der ATNR rechtsseitig ausgelöst, der Hirnstamm übernimmt das Regiment, es muss kortikales Material zur Kompensation eingesetzt werden, um die motorischen Reaktionen des ATNR in „Schach zu halten". Das kostet sehr viel Kraft, worüber sich der Betreffende aber nicht bewusst ist. Er versucht dann, dem Problem auszuweichen, indem er das Blatt beispielsweise nach schräg links dreht. So braucht er die Mittellinie nicht zu überkreuzen. Das bedeutet aber auch, dass er nur mit einer Gehirnhälfte arbeitet und nicht an sein volles Potenzial herankommt.

Ähnlich verhält es sich beim Lesen. Wird die Mittellinie überquert, verliert der Lesende häufig die Zeile und muss wieder zurück an ihren Anfang, um den Sinn zu erfassen. Wenn das zu häufig passiert, geht die Lust am Lesen verloren und es wird vermieden, weil es frustrierend und zu anstrengend ist. Um stressfreier lesen zu können, wird ein Lineal unter die zu lesende Zeile gelegt.

Genauso wie die visuelle Wahrnehmung wird auch häufig die auditive Wahrnehmung beeinträchtigt. Denn bei einem nicht hinreichend integrierten ATNR ist auch für die Hörverarbeitung das *Corpus callosum* nicht hinreichend myelinisiert. Vieles von dem, was gehört wird, geht verloren oder wird erst gar nicht kognitiv verstanden. Ein Wechsel von fokussiertem zu peripherem Sehen und Hören ist dann ebenfalls stressbelastet. Gedächtnis- und Merkfähigkeitsschwierigkeiten können die Folge sein.

Da die körperliche Mitte nicht überkreuzt werden kann, ergeben sich häufig auch Gleichgewichtsprobleme, die einen unsicheren Gang verursachen können und zu einem vorherrschend homolateralen, also einseitigen Bewegungsmuster führen. Das bedeutet, dass mit jedem Schritt immer nur eine Gehirnhälfte angesprochen wird, ein Überkreuzgehen würde beide Gehirnhälften fordern. Die mangelnde Fähigkeit, die Mittellinie zu kreuzen, führt bei manchen Grundschülerinnen und Grundschülern sogar dazu, dass sie vom Stuhl fallen, wenn sie sich überkreuz zu ihrer nebenstehenden Schultasche beugen, um ihr etwas zu entnehmen. Da Lehrende nicht immer die Zeit aufbringen können/wollen, diesen Kindern immer wieder auf den Stuhl zurück zu helfen, oder nicht lange warten wollen, bis diese es von selbst geschafft haben, werden Schultaschen heute oft mit einem Magnetverschluss versehen, der einhändig geöffnet werden kann. Als Folge davon wird eine nicht vorhandene Fähigkeit noch weiter manifestiert, indem das nicht korrekte Bewegungsmuster noch unterstützt wird.

Ein weiteres Beispiel: In NRW wird in der dritten Klasse der „Fahrrad-Führerschein" gemacht. Wenn der Polizist dann die Anweisung gibt, dass man den Kopf nach links drehen soll bevor man abbiegt, um zu schauen, ob ein Fahrzeug kommt, kann es passieren, dass Kinder mit einem unzureichend integrierten ATNR automatisch den Lenker mit nach links ziehen. Eine differenzierte Bewegung von Kopf und Körper kann nicht durchgeführt werden.

Oder stellen Sie sich vor, ein Junge kommt auf dem Schulhof von hinten, tippt seinem Kumpel auf die Schulter, dieser dreht sich um, nimmt dabei seinen Arm mit und schubst den anderen damit. Der ist empört und beschwert sich, dass er geschlagen worden sei, was der andere verneint, der dann ganz schnell als Lügner dasteht. Eine Aufsichtsperson hat alles beobachtet und fragt den Jungen, warum er seinen Kumpel gehauen hätte. Der Junge versteht gar nicht, was sie meint, denn mit der Drehung des Kopfes wurde der Arm automatisch herausgeführt, was von dem Jungen nicht registriert werden konnte, da er sich in dem Moment mehr im Hirnstamm denn im Cortex befunden hat. Alles geschah also ganz unbewusst und unwillkürlich. Sie sehen, dass ein nicht oder unzureichend integrierter ATNR sehr starke Auswirkungen auf das Leben haben kann.

Der Symmetrisch Tonische Nackenreflex (STNR)

Der STNR wird über eine Kopfbewegung in der Vertikalen in zwei Richtungen ausgelöst, nämlich in der Beugung und in der Streckung. Beim gebeugten Kopf sind die Arme ebenfalls gebeugt und die Beine gestreckt. Beim gestreckten Kopf sind die Arme gestreckt und die Beine gebeugt. Der STNR sich bis zum Ende des zehnten Lebensmonats integriert haben[20].

Hat sich der ATNR bis zum Ende des sechsten Monats hinreichend integriert, kann der STNR ab dem sechsten Monat seine Arbeit aufnehmen. Bis zu diesem Zeitpunkt hat das Baby genügend Kraft im Lendenwirbelbereich aufgebaut, um in den Vierfüßler-Stand zu kommen. Dafür muss es vorher Rollbewegungen machen können, denn das trainiert die Hüftbeweglichkeit und kräftigt den unteren Lendenwirbelbereich. Aus der Bauchlage heraus kommt es mit der Hüfte hoch und senkt den Kopf. Kommt der Kopf nach oben, setzt es sich auf den Po, bis es die Kraft hat, in den Vierfüßler-Stand zu kommen, was die Voraussetzung für ein kontralaterales Krabbeln – das heißt, der Arm der einen Seite berührt gleichzeitig mit dem Bein der anderen Seite den Boden – ab dem achten Monat ist.

Das Sehen entwickelt sich, wie jede Fähigkeit im ersten Lebensjahr durch Körperbewegungen. Während der ATNR die Sehfähigkeit für die Nahsicht trainiert – der Arm des Babys ist ca. 17 cm lang – trainiert das Baby mithilfe des STNR die Fernsicht. Sitzt das Baby bei der Mutter oder dem Vater auf dem Schoß und wirft ein Spielzeug auf den Boden, schaut es hinterher. Die Augen folgen der Bewegung des Arms. Das sind die ersten Bewegungsabläufe, die zur Aktivierung in den Vierfüßler-Stand führen.

Liegt das Baby immer nur auf dem Bauch und schafft es nicht, aus eigener Kraft den Po hochzuheben, so ist dies ein Hinweis darauf, dass sich der STNR wegen eines noch zu starken ATNR nicht hinreichend entwickeln und sich demzufolge auch nicht hinreichend integrieren kann. Dies führt zu Haltungen, die ich „Geierhals" und „Hohlkreuz" nenne. Der Kopf ist vor die Körpermittellinie geschoben, und um das Gleichgewicht halten zu können, wird diese Fehlhaltung mit einem Hohlkreuz kompensiert. Wie das später aussehen kann, erläutere ich an den folgenden Bildern.

Beschreibung der Bilder

Die linke Zeichnung oben zeigt den STNR rückwärts, die rechte den STNR vorwärts.

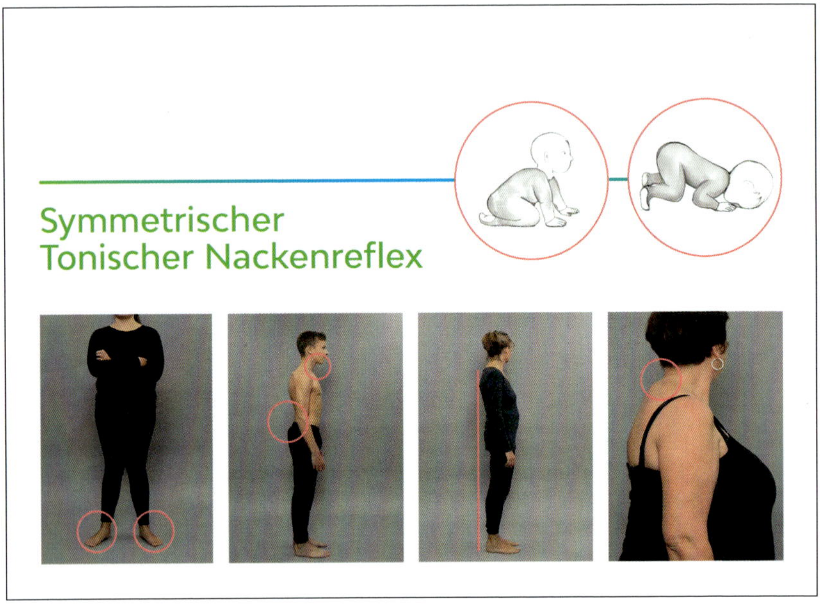

Das erste Bild kommt Ihnen sicherlich bereits bekannt vor. Die nach außen gestellten Füße sind die Folge eines STNR rückwärts, wie Sie ihn oben in der Zeichnung links sehen. Die Zwischenfersensitzhaltung, die man bei Kindern mit noch aktivem STNR sieht, setzt sich hier in der Vertikalen fort und führt zu dieser „Charly Chaplin-Haltung" der Füße.

Im zweiten Bild sieht man den vor die Mittellinie geschobenen Kopf mit einem schon ausgeprägten Hohlkreuz als Kompensation. Der junge Mann braucht die Füße noch nicht auswärts zu drehen, was jedoch im Laufe der Zeit noch geschehen wird.

Das dritte Bild zeigt eine Dame, die denkt, sie würde geradestehen. Auch hier kann man sehen, wie sehr der Körper aus dem Lot ist. Sie ist sehr schlank, nur das Hohlkreuz lässt ein Bäuchlein sichtbar werden.

Im vierten Bild erkennt man am Nacken eine Wölbung, die eine Folge der Stellung des Kopfes wie in der linken Zeichnung oben zu sehen ist. Diese Wölbung, die sich in der Höhe der Prominenz des siebten Halswirbels bildet, ist bei manchen Menschen schmerzhaft.

Mögliche Verhaltensweisen bei einem nicht hinreichend integrierten STNR

Ein noch zu starker STNR verhindert, dass das Baby im achten Monat mit dem Krabbeln beginnt. Stattdessen stützt es sich beispielsweise auf die Arme und zieht den Unterkörper mit Kraft nach. Bewegt sich das Baby auf dem Po kriechend mit einem ausgestreckten und einem angewinkelten Bein vorwärts, ist dies eine vom ATNR bestimmte Fortbewegung. Wenn es doch zu krabbeln beginnt und sich breitbeinig fortbewegt, kommt die Bewegung nicht sauber parallel aus der Hüfte, sondern es werden Muskeln eingesetzt, die für diese Art der Fortbewegung physiologisch nicht gedacht sind. Daher ist es für das Baby hilfreich, wenn dieses unsaubere Krabbeln unterbrochen wird, und ihm ein korrektes Krabbeln aus der Hüfte gezeigt wird. Dies geschieht, indem man mit dem Mittel- oder Zeigefinger längsseitig in die Leiste greift und den Körper ein wenig nach hinten zieht, sodass das Baby gegen diesen Widerstand krabbelt. Damit wird eine Bewegung aus der Hüfte heraus unterstützt.

Diese Art des Krabbelns lasse ich viele Kinder, egal welchen Alters, durchführen und erlebe, dass die meisten es nicht schaffen, auf die rein verbale Anweisung hin in den Vierfüßler-Stand zu kommen. Wenn wir dann so weit sind, dass sie mit Widerstand anfangen könnten zu krabbeln, gelingt es vielen nicht. Entweder wird nur mit den Armen eine Vorwärtsbewegung ausgeführt oder nur mit den Beinen. Die Koordination von Unter- und Oberkörper gelingt nicht. Und welche Reflexe werden jetzt eindeutig sichtbar? Es sind der Moro- und der Landau-Reflex, die diesen Bewegungsablauf verhindern.

Ein physiologisches Krabbeln myelinisiert das *Corpus callosum*, was dem Menschen später den Zugang zu beiden Gehirnhälften verschafft und nicht nur partiell und unzureichend zur linken Gehirnhälfte, die für die Logik zuständig ist. Die rechte, kreative Gehirnhälfte, die uns in erster Linie ins Tun kommen lässt, kann nur unterrepräsentiert genutzt werden, wenn dies nicht geschehen ist.

Immer mehr Babys überspringen das Krabbeln, ziehen sich stattdessen sofort hoch und beginnen zu laufen. Diese Entwicklung führt dazu, dass in Weiterbildungen zu Kenntnissen und Fertigkeiten zur Therapie von Kindern, Jugendlichen und Erwachsenen auf neurophysiologischer und entwicklungsneurologischer Grundlage, wie beispielsweise den Bobath-Weiterbildungen, inzwischen gesagt wird, dass Krabbeln nicht mehr notwendig sei. Statt zu fragen, warum diese Entwicklung zu beobachten ist, wird als gegeben hingenommen, dass es ja so viele Babys nicht mehr tun würden. Was sieht man bei diesen Kindern, wenn sie sich hochziehen und hinstellen? Sie stehen wacklig auf den Beinen, schwanken hin und her, weil ihnen die Stabilität im Lendenwirbelbereich fehlt.

Rennt ein Kleinkind beispielsweise auf die Mutter zu, schaut hoch und sinkt auf die Knie, wenn es vor ihr steht, wird dies als STNR rückwärts bezeichnet (vgl. die linke Zeichnung oben). Eine Folge des STNR rückwärts ist die W-Sitzhaltung, auch Zwischenfersensitz genannt. Bei der W-Sitzhaltung sitzt das Kind zwischen seinen Unterschenkeln auf dem Boden und nicht mit dem Po auf seinen Fersen. Diese Sitzhaltung ist weder für die Knie- noch für die Hüftgelenke besonders angenehm. Beide Gelenke werden über Gebühr unphysiologisch belastet, was meiner Meinung nach mit zu den Knie- und Hüftgelenksproblemen im späteren Leben beiträgt.

Folgende charakteristische Kopfhaltungen sind bei Menschen mit unzureichend integriertem STNR immer wieder zu beobachten: Der Kopf geht nach unten, der Blick geht von unten nach oben und kann wie misstrauisch wirken. Oder der Kopf geht in den Nacken, was den Gesichtsausdruck hochnäsig erscheinen lassen kann. Zu Schülern herangewachsen, schlingen viele die Beine um die Stuhlbeine während sie etwas schreiben. Dies geschieht, um eine STNR vorwärts-Bewegung zu verhindern und sich Halt zu verschaffen (vgl. die rechte Zeichnung oben). Würden sie es nicht tun, könnte der Kopf beim Schreiben auf den Tisch fallen, denn der STNR vorwärts könnte dazu führen, dass mit der Kopfneigung nach vorne automatisch der Po in die Höhe ginge.

Bei einem nicht hinreichend integrierten ATNR und STNR kann es vorkommen, dass die Anpassung der Pupillen zum Beispiel beim Schreiben oder beim Ballspiel nicht optimal abläuft und die Nah- und Ferneinstellung verzögert ist. Solche Augenprobleme sind weit verbreitet, was man allein daran erkennen kann, wie viele Menschen eine Brille tragen.

Auch auf den Sport hat ein nicht hinreichend integrierter STNR Auswirkungen: So kann es beispielsweise zu Schwierigkeiten bei der Ausführung eines Purzelbaums kommen, da Kopf und Körper immer assoziierende Bewegungen machen. Assoziierende Bewegungen, also unbewusste Mitbewegungen von Körperteilen, sind immer dann zu beobachten, wenn Reflexe nicht optimal zur Integration gekommen sind. Normalerweise muss der Körper sich immer unabhängig vom Kopf bewegen können. Damit man einen Purzelbaum ausführen kann, muss zunächst der Kopf eingezogen werden, danach nimmt der Körper Schwung, um den Purzelbaum ausführen zu können. Der STNR vorwärts verhindert diesen Bewegungsablauf. Bei einer assoziierenden Bewegung von Kopf und Körper wird die Oberseite des Kopfes auf den Boden gebracht und das Kind versucht dann, mit Schwung die Rolle auszuführen. Dabei kann es sich unter Umständen am Nacken verletzen.

Beim Brustschwimmen sacken immer wieder die Beine nach unten, der Körper kann nicht flach auf dem Wasser liegen. Wenn der Kopf aus dem Wasser herausschaut, ist dies eine Kopfbewegung nach hinten, die den STNR rückwärts auslöst. Was Kinder mit einem unzureichend integrierten STNR allerdings gut können, ist Tauchen, denn hierbei wird der Kopf in der Verlängerung der Wirbelsäule gehalten, der STNR wird nicht ausgelöst.

Der STNR behindert einen reibungslosen Übergang vom Kleinkind über das Kindergartenkind und das Schulkind bis hin zur Berufsausbildung. Betroffene haben im Laufe ihres Lebens manchmal das Gefühl, sie kämen nicht so recht weiter. Es geht drei Schritte vorwärts, aber dann auch wieder gefühlt zwei Schritte rückwärts. Hat sich der STNR nicht hinreichend integriert, konnte sich der TLR, der im nächsten Abschnitt besprochen wird, ebenfalls nicht hinreichend integrieren.

Der Tonische Labyrinth-Reflex (TLR)

Der TLR[21] wird bei der Veränderung der Kopfposition in der Vertikalen in zwei verschiedenen Positionen ausgelöst. Die Kopfbewegung nach vorne löst den TLR vorwärts aus, die Überstreckung nach hinten den TLR rückwärts. Damit ist der TLR einer der drei über die Vertikale vestibulär ausgelösten Reflexe. Der TLR sollte sich bis zum Ende des vierten Monats integriert haben.

Der TLR vorwärts entspricht den Rollbewegungen im Uterus, solange der Fetus das kann. Mit ihm werden die Beugemuskeln trainiert. Der TLR rückwärts kommt erst bei der natürlichen Geburt zum Einsatz. Mit ihm werden die Streckmuskeln trainiert. Dieser Reflex trainiert den Muskeltonus (Muskelspannung), die Zusammenarbeit von Beuger und Strecker wird geübt. Als ein Beispiel für Beuge- und Streckmuskeln seien hier die Oberarmmuskeln Bizeps und Triceps genannt. Wird der Oberarm gebeugt, ist der Bizeps der Beuger, der Triceps der Strecker. Und umgekehrt. Der TLR sorgt dafür, dass der Körper in dem Moment seine Muskeln anspannen und entspannen kann, wenn dies erforderlich ist.

Bei Kindern, die per geplantem Kaiserschnitt zur Welt gekommen sind, kann dieses Zusammenspiel nur schwerlich erreicht werden, da es normalerweise beim Geburtsvorgang aktiviert wird. Bei einem Notkaiserschnitt, bei dem die Wehen bereits eingesetzt haben, können zumindest die Streckmuskeln, die durch den TLR rückwärts aktiviert werden, ihre Arbeit aufnehmen. Die Grundspannung in den Muskeln kann hyperton (erhöht, also verspannt) oder hypoton (schwach) sein. Wir werden entweder mit einem erhöhten oder einem schwachen Muskeltonus geboren. Sowohl Hypertonie als auch Hypotonie können dabei in ihrer Qualität von schwach bis hin zu stark ausgeprägt ausfallen. Je schwächer die Ausprägung ist, desto mehr nähern wir uns einem normalen Muskeltonus – auch „Muskulatur normoton" genannt –, der den Idealzustand darstellen würde.

Die Erfahrung von Kinderärztinnen, Physio- und Ergotherapeuten zeigt, dass mittlerweile so gut wie ausschließlich Babys mit einer Hypotonie geboren werden. Diese Hypotonie wird dann durch eine vermeintliche Hypertonie überlagert, damit man sich überhaupt aufrecht halten kann. Dies erkennt man zum Beispiel daran, dass ein Mensch immer wieder im Oberkörper zusammensinkt und es ihn bei Aufforderung viel Kraft kostet, sich aufgerichtet hinzusetzen oder hinzustellen. Er sinkt immer wieder in sich zusammen. Betroffenen ist diese eingesunkene Haltung häufig gar nicht bewusst, weil sie es nicht anders kennen. Kindergärtnerinnen erzählen mir wiederholt bei meinen Vorträgen in ihren Einrichtungen, dass immer mehr Kinder nicht mehr ruhig und gerade auf einem Stuhl sitzen können. Dies ist einer starken Ausprägung der Hypotonie geschuldet.

Der Tonische Labyrinth-Reflex bereitet das Baby darauf vor, dass es im fünften Monat anfangen kann, sich zu drehen, um dann in den Vierfüßler-Stand zu kommen, damit das kreuzlaterale Krabbeln ab dem achten Monat beginnen kann. Denn nur wenn Beuge- und Streckmuskeln in einem physiologischen Muster arbeiten, können diese dann schon sehr komplexen Bewegungen ausgeführt werden. Sie merken, wie alles aufeinander aufbaut. Die Natur hat alles unglaublich weise eingerichtet!

Der TLR und der Babinski-Reflex sind meiner Erfahrung nach die anstrengendsten und folgenreichsten Reflexe, mit denen der Mensch später zu tun hat. Natürlich sind auch alle anderen von großer Relevanz, wenn aber der Muskeltonus zu stark aus der Balance gefallen ist, und der Babinski-Reflex die Füße zu stark verformt hat, führt das dazu, dass Betroffene überhaupt nicht mehr spüren, wie sich die körperliche

Zentrierung – also die gerade Körperhaltung – anfühlen könnte. In meinem Kurs „Kraftvoll! Reflexe prägen das Leben“ vermittle ich vier Übungen, die die hier im Buch vorgestellten Übungen ergänzen, und dort wirksam werden, wo die frühkindlichen Reflexe ihren neurologischen Ursprung haben, nämlich im Hirnstamm. Die folgenden Bilder zeigen Ihnen die Körperverformungen, die durch einen noch zu stark aktiven TLR zwangsläufig ausgelöst werden.

Beschreibung der Bilder

Den jungen Mann im ersten Bild erkennen Sie sicherlich wieder. Der Rundrücken (linkes Bild) bildet sich, weil die Streckmuskeln nicht „stark“ genug sind (rechtes Bild).

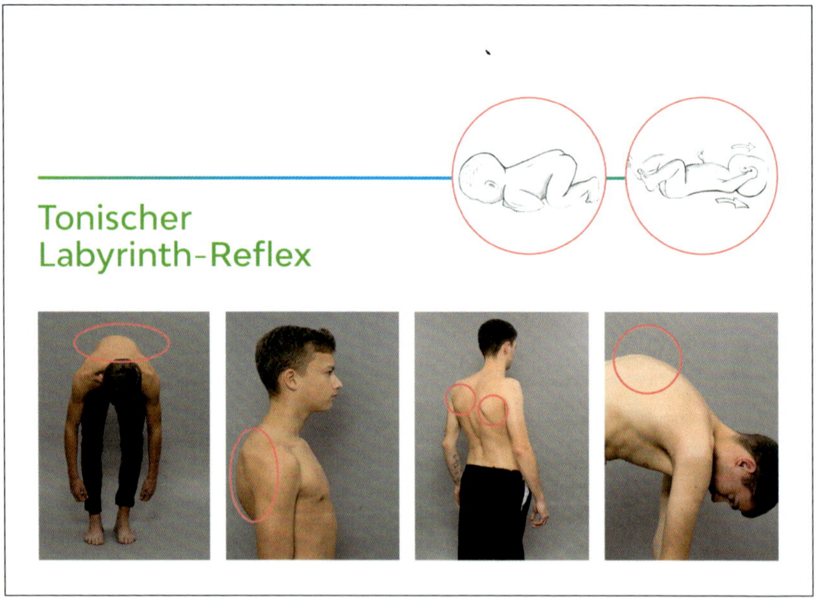

Bild zwei zeigt denselben jungen Mann mit herausstehendem rechten Schulterblatt. Analog ist es auf der linken Seite zu finden. Meiner Erfahrung nach führt ein hochgezogenes Diaphragma (Zwerchfell) zu diesen „Engelsflügelchen“.

Auf Bild drei und vier sehen wir deutlich, wie die Ausprägungen des TLR den Körper des jungen Mannes formen. Mittlerweile ist sein Rundrücken nur noch halb so groß, und er kann besser durchatmen. Die von mir entwickelte Vorgehensweise zur körperlichen Zentrierung und einige Balancen verschafften ihm Erleichterung.

Mögliche Verhaltensweisen bei einem nicht hinreichend integrierten TLR

Menschen mit einem noch aktiven TLR haben oft einen wippenden Gang. Es sieht locker aus, ist es jedoch nicht. Man kann daran erkennen, dass Beuge- und Streckmuskeln nicht in Homöostase, also nicht im Gleichgewicht sind. Bei jedem Schritt berührt die Fußsohle nicht vollständig den Untergrund, was genauso wie beim Babinski- und Plantarreflex zu nicht korrekten Informationen an das Gehirn bzgl. Taktilität, Gleichgewicht und Eigenwahrnehmung führt. Bei genauem Hinschauen erkennt man, dass sich der Körper beim Gehen immer wieder nach vorne und hinten bewegt, wenn auch nur ganz diskret. Nichtsdestotrotz wird auch hier die unzureichende Zusammenarbeit von Beuge- und Streckmuskeln sichtbar.

Wird der wippende Gang stärker, kann sich dies bis zum Zehenspitzengang weiterentwickeln. Mittlerweile sieht man viele Kinder mit diesem Gangmuster. Eine Folge eines zu schlecht integrierten TLR kann auch die Verkürzung der Achillessehne sein. Dies kann beispielsweise passieren, wenn die Geburt durch einen Kaiserschnitt erfolgt ist.

Oft haben Betroffene einen verkrampften Gesichtsausdruck, weil sie nicht „locker“ lassen können. Wenn es dann bei der Physiotherapeutin oder dem Physiotherapeuten oder während der Massage heißt, „Lassen Sie mal locker“, können sie dies nicht, und dieser Satz erzeugt nur noch mehr Stress. Darunter kann ebenfalls ein unzureichend transformierter FLR liegen, denn hier ist die Taktilität schon nicht so entwickelt, als dass man sich gerne berühren lässt.

Die Haltungsschäden, die wegen der Muskelverspannungen langsam zum Vorschein kommen, können zur Dysfunktion des vestibulären Systems mit Gleichgewichtsstörungen führen. Dann leidet auch die sensorische Integration, also die Integration aller Sinne – die Voraussetzung für optimales Lernen. Aufmerksamkeitsdefizite, langsames Arbeiten, Anstrengung beim Abschreiben von der Tafel, weil hier der Körper immer wieder nach vorne und nach hinten bewegt werden muss, sind dementsprechend ebenfalls Auffälligkeiten bei einem nicht hinreichend integrierten TLR. Auch ein schlechtes Kurzzeitgedächtnis kann dadurch ausgelöst werden.

Ein gut integrierter TLR ermöglicht eine gute Raumorientierung und Organisationsfähigkeit, bei vielen Kindern lassen diese Fähigkeiten jedoch heutzutage sehr zu wünschen übrig. Wenn sie auf einem Blatt etwas malen sollen, nutzen sie oft nicht das ganze Blatt, sondern nur eine Ecke. Wenn das Kind nach Hause kommt und die Mutter beispielsweise von ihm verlangt, die Schuhe auszuziehen, die Schultasche in sein Zimmer zu bringen, sich die Hände zu waschen und ihr noch etwas mitzubringen bevor es zum Essen kommt, kann es sich diese Anweisungen nicht merken, geschweige denn ausführen, weil sein Kurzzeitgedächtnis nicht genügend entwickelt ist.

Reiseübelkeit wird dem TLR vorwärts zugeordnet, räumliche Wahrnehmungsprobleme dem TLR rückwärts. Der Hypotonus der Muskulatur hat auch Einfluss auf die Zungenmuskulatur und kann dazu führen, dass die Zunge immer wieder mittig aus dem Mund hängt. Auch dies ist eine Folge davon, dass die Spannung von Beuge- und Streckmuskeln nicht physiologisch korrekt funktioniert. Hin und wieder ist auch ein ständig geöffneter Mund zu beobachten. Dies ist jedoch keine Folge eines schlecht integrierten TLR, sondern des Such- und Saugreflexes[22], der sich bis zum Ende des sechsten Monats gut integriert haben sollte.

Die Handgreifreflexe

Es gibt drei verschiedene Handgreifreflexe: den Klimmzugreflex, den Greifreflex und den Babkin-Reflex. Beim Klimmzugreflex beugt das

Baby die Arme an, sobald es hochgezogen wird[23]. Er ist vom ersten Lebenstag bis zum Ende des zweiten Monats aktiv und geht dann in den Greifreflex über[24]. Beim Greifreflex schließt sich die Hand automatisch, sobald das Baby etwas in die Hand bekommt. Er sollte sich bis zum Ende des ersten Lebensjahres integriert haben und durch den Pinzettengriff abgelöst werden. Beim Babkin-Reflex reagiert das Baby bei Druck in die Handflächen mit sich öffnendem Mund und Kopfbewegungen zur Seite oder zur Brust. Es sucht damit seine Futterquelle. Er sollte sich bis zum Ende des vierten Monats integriert haben[25].

Mit dem Klimmzugreflex trainiert das Baby die Muskeltätigkeit in den Fingern und Händen. Wird es nach oben gezogen, fängt es an, ein Gefühl für den Ober- und Unterkörper zu entwickeln, es wird das homologe Bewegungsmuster angelegt. Das homologe Bewegungsmuster sieht so aus, dass das Baby gleichzeitig mit der rechten Hand das rechte Bein und mit der linken Hand das linke Bein greift. Dies ist im vierten Monat zu beobachten. Ab dem zweiten Monat, wenn der Klimmzugreflex in den Greifreflex eingeflossen ist, bereitet dieser dann die Unterscheidung von rechter und linker Körperseite vor, sowie die Hand-Mund- und Hand-Fuß-Koordination. Im vierten Monat sollte sich das Baby vom Bauch auf den Rücken drehen, um genau diese Bewegung zunächst homolog ausführen zu können, bevor es in ein kreuzlaterales Bewegungsmuster übergeht. Das kreuzlaterale Bewegungsmuster – die rechte Hand greift den linken Fuß und führt beide zum Mund und umgekehrt – löst das laterale Bewegungsmuster ab. Bei dieser Bewegung wird entweder mit der rechten Hand der rechte Fuß gegriffen oder die linke Hand greift den linken Fuß. Das laterale Bewegungsmuster löst die homologen Bewegungen, das kreuzlaterale das laterale Bewegungsmuster ab.

Den Babkin-Reflex bezeichne ich auch als Milchtritt-Reflex, denn sobald das Baby angelegt wird, knetet es mit seinem Händchen die Brust, um den Milchfluss anzuregen. Das Saugen fördert eine korrekte Zungenhaltung, und so wie die beiden oben genannten Greifreflexe ist auch der Babkin-Reflex für die Sprach- und Kommunikationsfähigkeiten zuständig. Hat sich der Pinzettengriff bis zum Ende des ersten

Lebensjahrs nicht hinreichend ausgebildet, können sich im Laufe der Zeit Handhaltungen entwickeln, wie ich sie anhand folgender Bilder erläutern werde.

Beschreibung der Bilder

Die ersten beiden Bilder zeigen wieder den jungen Mann, den Sie schon beim FLR und STNR kennengelernt haben. Seine Arme liegen locker neben seinem Körper und die Finger sind angezogen. In dieser Haltung müssten die Hände normalerweise mit einer nur leichten Beugung der Finger zur Handfläche hin geöffnet sein.

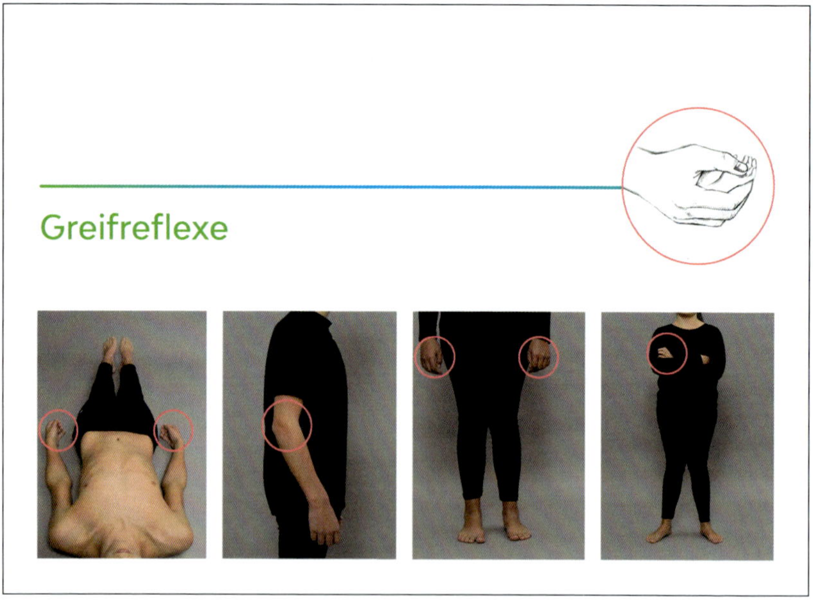

Das zweite Bild zeigt den unzureichend integrierten Klimmzugreflex. Die Person ist nicht in der Lage, den Arm locker herunterhängen zu lassen. Auch hier sehen Sie, wie die Finger eingerollt sind.

Auf dem dritten Bild kann man erkennen, dass auch hier die Finger zur Handfläche hin leicht angezogen sind. Ein lockere Handhaltung ist nicht möglich.

Auf dem vierten Bild sehen Sie das Mädchen, das bei der Vorstellung des FLR, des Moro-Reflexes und des STNR zu sehen war. Die linke Hand kann nicht richtig zugreifen, sie macht einen „unkoordinierten" Eindruck.

Mögliche Verhaltensweisen bei nicht hinreichend integrierten Handgreifreflexen

Den Klimmzugreflex kann man immer wieder beobachten, wenn sich Menschen in einer Gesprächsrunde mit einem angebeugten Arm unterhalten, wobei die Armhaltung bis zu einem Winkel von 90 Grad geht und länger so gehalten wird. Er ist auch ab und zu bei Kellnern zu sehen, wenn sie ihrer Arbeit nachgehen und dabei mit im 90-Grad-Winkel angezogenen Unterarm herumlaufen. Dadurch erhöht sich die Spannung im Arm- und Brustbereich und damit kann auch eine besondere Muskelanspannung in den Händen verbunden sein, da ein schwacher Muskeltonus (Hypotonie) einen stark angespannten Muskeltonus (Hypertonie) erforderlich macht, damit nicht immer alles aus der Hand fällt. Konnte sich der Klimmzugreflex bis zum Ende des zweiten Monats nicht hinreichend integrieren, wird auch der Greifreflex immer wieder sichtbar sein. Wenn ich bei einem Klienten aus Versehen die Handfläche berühre, schließen sich dann automatisch seine Finger um meine Hand, je nach Ausprägung des noch aktiven Greifreflexes mal mehr oder weniger. Dies geschieht unbewusst und wenn ich dann den Klienten darauf anspreche, weiß er nichts davon.

Sind die Greifreflexe noch sehr stark aktiv, kann es passieren, dass man morgens Abdrücke seiner Fingernägel in der Handfläche entdeckt. Überhaupt erschweren noch aktive frühkindliche Reflexe einen erholsamen Schlaf. Am Morgen fühlen sich manche Menschen nicht erfrischt, sondern erschöpft, weil sich die Muskulatur nachts verspannt hat und sie sich nach dem Aufwachen wie eingerostet fühlen. Bei einigen Menschen schmerzen sogar die Fußsohlen. Es braucht dann etwas Zeit, bis sich die Muskulatur durch Bewegung wieder angepasst hat. Wenn das im Alter jenseits der siebzig Jahre passiert, brechen zu diesem Zeitpunkt die Kompensationsstrategien langsam auf, aber diese Phänomene erzählen mir mittlerweile auch Menschen zwischen dreißig und vierzig Jahren.

Wenn am Handgelenk ein Knöchel sichtbar ist, ist dies eine Kompensationsstrategie des Körpers, um mit den Greifreflexen klarzukommen. Drückt man mit Kraft auf diesen Knochen, beugen sich im Gegenzug automatisch die Finger. Wenn die Hände nicht in der Verlängerung des Unterarms positioniert sind, sondern „irgendwie anders", sind dies Kompensationshaltungen, um mit noch aktiven Greifreflexen klarzukommen. Dies kann sich beispielsweise darin äußern, dass die Finger gefaustet werden, der Daumen in der Handfläche verschwindet oder die Finger einfach nur zu stark angelegt sind. Wenn die gebeugten Finger willentlich gestreckt werden, wird die Haut in der Handinnenfläche mal mehr, mal weniger weiß. Und es ist für den Betroffenen mit Anstrengung verbunden, die Finger überhaupt zu strecken.

In der kindlichen Entwicklung sind beim nicht hinreichend integrierten Klimmzugreflex und Greifreflex Anspannungen in den Händen zu beobachten. Eine ebenfalls auftretende unsichere Hand-Augen- und Hand-Fuß-Koordination kann dann zu feinmotorischen Problemen führen. Der Stift kann nicht sauber in einem Dreipunktgriff geführt werden, der optimalen Haltung der Schreibhand, wobei der Stift von drei Fingern gehalten wird. Zudem kann es Schwierigkeiten bereiten, mit der Schere etwas auszuschneiden. Verkrampfungen und schnelles Ermüden führen dann immer mehr zur Vermeidung dieser Tätigkeiten. Sollen die Kinder den Pinzettengriff ausführen, wird dieser zu einem Zangengriff. Die Daumenspitze kann mit den anderen Fingern jeweils kein sauberes O bilden.

Assoziierte Bewegungen, also unwillkürliche Mitbewegungen der Zunge von rechts nach links und umgekehrt, können bei allen manuellen Tätigkeiten auftreten. Je nach individuellem Schwierigkeitsgrad der Tätigkeit auch hier mehr oder weniger angestrengt. Das weist darauf hin, dass die betroffene Person nicht ökonomisch mit ihren Ressourcen umgehen kann, denn eigentlich braucht man ja seine Zunge nicht mitzubewegen, wenn man mit irgendeinem Gegenstand eine manuelle Tätigkeit ausübt. Das äußert sich auch darin, dass man schneller erschöpft ist, je schlechter sich diese Reflexe integrieren konnten.

Ein anderes Beispiel habe ich bei einer Dame am Pool eines Hotels beobachtet. Sie strickte, und immer, wenn sie damit anfing, bewegten sich ihre Füße automatisch im Kreis mit. Sobald sie aufhörte zu stricken, stoppten auch ihre Fußbewegungen. Mit jeder Bewegung ihrer Hände setzte sie ihren ganzen Körper ein – ein sehr unökonomisches Verhalten. Wenn man gezwungen ist, bei jeder Bewegung seinen ganzen Körper einzusetzen, erschöpfen die Ressourcen sehr schnell und das von Geburt mitgebrachte Potenzial kann sich dann nur sehr eingeschränkt entfalten.

Der Babkin-Reflex ist für Verspannungen in der Nacken- und Brustmuskulatur verantwortlich. Wenn er durch die Berührung in der Handinnenfläche immer wieder ausgelöst wird, beispielsweise beim Tragen einer Tasche, kann es passieren, dass sich gleichzeitig automatisch der Mund geöffnet. Das will man natürlich in der Öffentlichkeit vermeiden und beißt stattdessen die Zähne zusammen. Und das automatisiert sich. Schon bei kleinen Kindern kann es beispielsweise zu Zähneknirschen kommen. Eine Beißschiene vom Zahnarzt hilft nur wenig, sie ist nach einiger Zeit durchgebissen und es muss eine neue angefertigt werden. Der Kiefer ist das stärkste Gelenk in unserem Körper und ständiges kräftiges Zubeißen kann dazu führen, das die Backenzähne durchknacken.

Während des Schreibens oder anderer manueller Tätigkeiten werden beim Babkin-Reflex eher die Zähne zusammengebissen, als dass die Zunge mitbewegt wird. Aber auch dies ist eine assoziierte Bewegung, die viel Kraft kostet. Das Zusammenbeißen der Zähne behindert die Mikrobewegungen der Schädelknochen, die durch Bindegewebe miteinander verbunden sind, und sich bei der Atmung ca. 0,5 mm gegeneinander bewegen. Und das kann dazu führen, dass es bei der Verschriftlichung der Gedanken zu Schwierigkeiten kommt, denn wenn die

Schädelknochen nicht gut floaten können, hat das Gehirn nicht mehr so viel Spielraum, sich in der Cerebrospinalflüssigkeit zu „bewegen". So können die Verspannungen zu einer Behinderung des Gedankenflusses führen. Probieren Sie es einmal aus. Wenn Sie die Zähne zusammenbeißen, ist der Denkprozess etwas mühsamer.

Ein gutes Beispiel für Auswirkungen eines nicht ausreichend integrierten Babkin-Reflexes kann man auch beim Autofahren beobachten. Nehmen wir an, der Fahrer hält das Steuerrad mit seinen Handflächen fest und bemerkt anfangs noch nicht, dass diese Haltung für seinen Körper anstrengend ist. Erst wenn die Kompensationsstrategien bzgl. des Babkin-Reflexes langsam aufbrechen, fängt er an, seine Zähne zusammenzubeißen, damit er nicht unwillkürlich den Mund öffnet. Der Kiefer ist stark angespannt und dadurch verspannt sich automatisch auch die Hüfte, denn Kiefergelenk und Hüftgelenk hängen funktional miteinander zusammen. Wird der Kiefer entlastet, kann sich auch die Hüfte automatisch entspannen. Am Ende der Autofahrt steigt der Fahrer mit Kreuzschmerzen aus. In einem solchen Fall kann es helfen, wenn man die Fingergelenke locker um den Lenker positioniert. Die Spannungen gehen dann verloren, denn der Babkin-Reflex wird nicht mehr ausgelöst und daher kann sich keine Spannung aufbauen. Intuitiv merkt der Fahrer, dass er mit dieser Handhaltung Stress vermeidet. Es ist eine rein physische Reaktion, die durch Vermeidung des Stimulus in der Folge auch emotional und mental positive Auswirkungen hat. Wie physische Prozesse zu Veränderungen im Gehirn führen können, haben wir ja bereits im Kapitel zum Gehirn näher besprochen.

Sowohl Füße als auch Hände dürfen nicht aktiv massiert werden, weil dadurch ständig alle Handgreifreflexe ausgelöst werden und sich somit nicht zeitgerecht integrieren können. Sobald das Baby von allein zu greifen beginnt, lernt es. Wenn aber Erwachsene die Händchen anfassen, behindert dies eine zeitgerechte Integration. Es wäre besser, Sie konzentrieren sich darauf, möglichst die Arme nur bis zu den Handgelenken zu berühren.

Alle Greifreflexe haben auch Auswirkungen auf eine saubere Aussprache. Wenn ich in meinen Webseminaren den korrekten, im rechten Winkel ausgeführten Pinzettengriff vorstelle, erzählen mir Logopädinnen häufig im Folgetermin, dass mit dieser Übung von jetzt auf gleich die Aussprache der Kinder besser geworden sei. Eine Lehrerin berichtete, dass sie Kinder einen Text habe vorlesen lassen, diesen auf Band aufgenommen habe, danach diese Fingerübung mit ihnen durchgeführt habe und dann denselben Text wieder habe vorlesen lassen. Auf der Bandaufnahme hörte man eine signifikante Verbesserung der Aussprache, und das Schönste war, dass die Kinder dies selbst hören konnten.

KAPITEL 4

Die Regulation des autonomen Nervensystems durch die körperliche Zentrierung

Die körperliche Zentrierung wird in asiatischen Kampfsportarten seit Jahrtausenden gesucht und konnte bis jetzt immer nur unzureichend eingenommen werden. Vor ca. acht Jahren konnte ich durch mein Training im Wing Tsun die Haltung erkennen, die dem Menschen kinästhetisch die körperliche Zentrierung vermitteln kann. Wenn er dies einmal gefühlt hat, ist der Mensch in der Lage, diese für sich in der Abstraktion immer wieder einnehmen zu können.

(Im Folgenden lesen Sie einen Auszug aus: B. Hölscher, Die Regulation des autonomen Nervensystems durch die körperliche Zentrierung. J. Gynäkol. Endokrinol. CH 27, 96–102 (2024). Abdruck mit freundlicher Genehmigung von Springer Medizin. Den ganzen Artikel finden Sie unter https://doi.org/10.1007/s41975-024-00344-z)

Zentrierung definiert sich nach allgemeinem Verständnis als balancierter mentaler, psychischer und physischer Zustand. In meiner Arbeit definiere ich die Zentrierung im Sinne einer körperlichen Zentrierung. Wenn man jemanden auffordert, sich in einer zentrierten Haltung hinzustellen, so kann in der Regel beobachtet werden, dass der Körper dies nicht leisten kann. Er hat hierzu kein kinästhetisches Gefühl. Und nur, was der Mensch vorab gefühlt hat, kann er dann in der Abstraktion erfolgreich umsetzen.

Der Grund hierfür besteht darin, dass wir von Natur aus anatomisch und physiologisch gar nicht in der Lage sind, die Zentrierung kinästhetisch zu erfahren. Dieses fehlende kinästhetische Gefühl hängt mit der intrauterinen Lage des Fetus, also seiner Lage in der Gebärmutter, zusammen. Liegt er mit der rechten Körperseite zur Wirbelsäule der Mutter hin, so wird diese etwas gestaucht, die linke Seite hat zu dem sich ausdehnenden Bauch etwas mehr Platz. Dies erkennt man nach der Geburt am asymmetrischen Gesicht, und diese Asymmetrie setzt sich in der Regel auf derselben Körperseite fort (William Emerson, 2014–2016, „Supervision and Training in the Treatment of PPN Trauma and Shock").

Zusammengefasst lässt sich sagen, dass die intrauterine Lage eine natürliche körperliche Zentrierung verhindert, und das ist der Grund, warum sie von Menschen noch nicht natürlicherweise eingenommen werden konnte. Der Mensch kann verbalen Anweisungen nur dann folgen, wenn er vorher eine kinästhetische Referenz hierzu aufgebaut hat. Er muss einen inneren Bezugspunkt haben, der im Fall der körperlichen Zentrierung nicht gegeben sein kann. Und die mangelnde Zentrierung ist mit ein Grund, warum das autonome Nervensystem immer wieder aus der Balance gerät und somit zu den vielen Schwierigkeiten führen kann, sei es körperlich, emotional oder mental.

Durch das Training in Wing Tsun, einer chinesischen Kampfsportart, erkannte ich, welche Akupunkturpunkte übereinanderliegen müssen, damit sie dem Körper kinästhetisch die körperliche Zentrierung vermitteln können. Wing Tsun ist eine junge chinesische Kampfsportart, sie ist erst ca. 400 Jahre alt. Sie zielt darauf ab, dass es erst gar nicht zu einem Angriff kommt, der Angegriffene bietet dem Aggressor keine Chance, sein Ziel zu erreichen. Durch minimale Bewegungen schützt er sich, und wenn der Aggressor es doch schaffen sollte, „einmal durchzukommen", kann dies durch sehr ökonomische, aus der Zentrierung heraus, gezielte Abwehrbewegungen vereitelt werden.

Über mehrere Jahre habe ich die körperliche Zentrierung bei meinen Klientinnen und Klienten immer wieder angewendet und kam regelmäßig zu dem Ergebnis, dass sie sich danach als geerdeter, ruhiger und leistungsfähiger wahrnahmen. Mithilfe der Herzratenvariabilitäts-(HRV)-Methode konnte ich aufzeigen, dass sich das autonome Nervensystem (ANS), bestehend aus Sympathikus und Parasympathikus, über die Erfahrung der kinästhetischen körperlichen Zentrierung regulieren kann.

Überprüfung der Beobachtungen

Diese Überprüfung wurde lediglich an sechs Probanden vorgenommen, denn ich war dankbar, dass ich überhaupt die Möglichkeit hatte, in der Praxis von Dr. Helga Lippert in Bad Salzgitter ihr Gerät zur Überprüfung nutzen zu können. Die Ärztin achtete bei der Durchführung genau darauf, dass jedes Setting in der gleichen Reihenfolge und Zeit durchgeführt wurde. Eine Beschreibung der Vorgehensweise finden Sie am Ende des Kapitels.

Das vegetative Nervensystem

Das vegetative Nervensystem (VNS) besteht aus Sympathikus und Parasympathikus (ANS) und stellt die übergeordnete Schaltzentrale des Körpers dar, welche sämtliche Funktionen der Organe steuert und reguliert, die willentlich nicht beeinflussbar sind. „Vegetative Systeme kontrollieren und koordinieren diejenigen Funktionen, die das innere Milieu des Körpers an die externen und internen Belastungen, denen der Organismus ausgesetzt ist, anpassen.“[26]

Rutscht die Regulation in eine Dysregulation, so ist der Sympathikus dominant und lässt den Menschen nicht zur Ruhe kommen. Der Parasympathikus, der die innere Erregung ausgleichen sollte, kommt angesichts der Dysregulation nicht zum Zuge. Das Ergebnis ist Stress, der lt. WHO das größte Gesundheitsrisiko des 21. Jahrhunderts darstellt. Der Stress ist jedoch nicht das Problem, sondern wie der Körper mit dem Stress umgehen kann, ob sein ANS zur zeitgerechten Regulation fähig ist oder nicht.

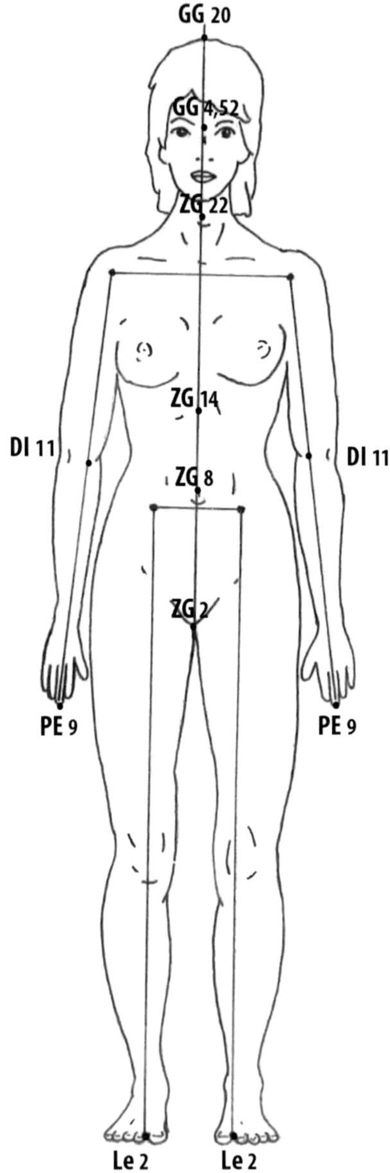

Die Abbildung relevanter Akupunkturpunkte zeigt die Punkte, die für eine zentrierende Haltung angesteuert werden müssen.

Chronischer Stress führt zu einer dauerhaften Übererregung des Sympathikus und zeigt sich zum Beispiel in dauerhaft erweiterten Pupillen, verminderter Libido, erhöhtem Blutdruck oder erhöhter Schweißproduktion. Die Messung des vegetativen Nervensystems wurde hier über die Feststellung der Herzratenvariabilität (HRV) vorgenommen. Über die HRV lässt sich der Funktionszustand des ANS bestimmen und dies bietet somit die Möglichkeit, den Zustand des vegetativen Nervensystems (VNS) zu ermitteln.

Beschreibung der Vorgehensweise zur körperlichen Zentrierung

Die Intervention bei jeder der Probandinnen betrug 20 Minuten. Die Testerin lässt die Person sich auf die Liege legen und fragt, ob sie das Gefühl hat, gerade zu liegen. Die Probandin darf nicht schauen, nur fühlen. Wenn sie verneint, fordert die Testerin sie auf, sich nach ihrem Gefühl gerade auszurichten. Danach kann man sehen, dass die Person meist noch schräg auf der Liege liegt. Dann fängt die Testerin an, die Probandin gemäß den folgenden Akupunkturpunkten auszurichten, die auf verschiedenen Meridianen liegen (vgl. Abb. 19).

1. Die Mittellinie geht über Gouverneursgefäß 20 (GG20; mittig auf dem Kopf, ausgehend von den Ohrspitzen), Zentralgefäß (ZG 22; Drosselgrube), Zentralgefäß 14 (ZG 14; direkt unter dem Brustbein), Zentralgefäß 8 (ZG 8; Bauchnabel), Zentralgefäß 2 (ZG 2; Symphyse). Um diese Linie zu erreichen, müssen die beiden Hüftknochen auf einer waagerechten Ebene liegen.

2. Die Beinlinien fangen am Beckenknochen an und enden auf Leber 2 (Le 2). Bevor diese Linie erreicht werden kann, werden die Beine aus der Hüfte heraus angehoben und von außen in einem Halbkreis zur Mitte hin gerade ausgerichtet. Dabei müssen die Knie nach oben zeigen. Man stellt fest, dass die Füße dann nach innen kippen. Die Füße werden im nächsten Schritt im Sprunggelenk in einer geraden Linie zum Unterschenkel hin ausgerichtet.

3. Die Armlinien beginnen am Schulterknochen (kein Akupunkturpunkt), laufen über Dickdarm 11 (Di 11), (wenn der Arm gebeugt wird, liegt Di 11 am Ende der Beugefalte nach oben) und enden bei Perikard 9 (Pe9), an den Fingerkuppen der Mittelfinger. Nach dieser Ausrichtung überprüft die Testerin, ob sich der Körper bei gleichmäßigem Druck an den Fußsohlen vollständig nach oben schieben lässt, ohne dass der Kopf nach hinten kippt. Erst, wenn dies gegeben ist, liegt der Körper in einer zentrierenden Haltung, und die Testerin kann weitergehen, um die abschließende körperliche Zentrierung kinästhetisch zu vermitteln.

Dazu werden die Ruffini-Körperchen in den Gelenken stimuliert. Ruffini-Körperchen sind Mechanosensoren (sensorische Neuronen, die auf mechanische Reize reagieren) und detektieren auf einen Gewebebereich ausgeübten Druck. Ruffini-Körperchen nehmen die Dehnung von Gewebe bzw. die mit einer Dehnung einhergehenden Scherkräfte wahr. Da sie sehr langsam adaptieren, werden sie auch als SA-II-Sensoren bezeichnet. Ihre Aktionspotenzialfrequenz ist proportional der Intensität des Drucks. Es handelt sich um Proportionalsensoren[27].

Die Testerin beginnt, die Ruffini-Körperchen in den Schultergelenken durch zunächst leichten Druck zu stimulieren. Die Frage, die dabei sofort gestellt werden muss, lautet: Ist es angenehm? Die Probandin darf ihren Kopf bei der Antwort nicht bewegen, sondern brummt nur. Der Grund hierfür besteht darin, dass mit einem Zuviel an Bewegung der Stimmmuskulatur die Kopfposition automatisch wieder aus der Zentrierung fällt. Wenn der Druck als unangenehm empfunden wird, muss nachjustiert werden, oder aber die Probandin ist so empfindsam, dass nur mit leichtem Druck gearbeitet werden darf. Der Druck darf keine Schmerzen, sondern muss ein Wohlgefühl vermitteln.

Die Schultergelenke werden so lange mit dem individuellen Druck gehalten, bis eine Verbindung der beiden Gelenke unter den Händen der Testerin spürbar ist. Danach müssen die Arme nochmals ausrichtet werden, weil sie durch den Druck auf die Schultergelenke wieder bewegt wurden, und die zentrierende Ausrichtung verloren ging. Dann wird wieder individueller Druck auf das Handgelenk und das Schultergelenk der gleichen Seite ausgeübt. Auch hier so lange, bis eine Verbindung zwischen den beiden Gelenken bei der Testerin spürbar ist. Danach kommt die andere Seite dran. Hier wird genauso verfahren.

Zum Schluss werden beide Fußsohlen nach oben gedrückt, wobei genau darauf geachtet werden muss, dass sich der Druck langsam durch den ganzen Körper fortpflanzt, und der Kopf nach oben geschoben wird. Er darf auf keinen Fall kippen, denn dann ist die Zentrierung nicht erreicht. Der Druck auf die Fußsohlen sollte zwei bis drei Minuten gehalten werden. Nach dieser Intervention sollte die Probandin noch mindestens fünf Minuten liegen bleiben. Sie braucht erst dann aufzustehen, wenn sie meint, dass es gut für sie ist.

KAPITEL 5

Erfahrungsberichte

Persönliche Erfahrungen zur „Zentrierung im Alltag“ von Anna Panten-Petersen

Zu mir als Person ein paar Eckdaten: Geboren bin ich am 28. Januar 1979 in Niebüll im nördlichsten Bundesland Schleswig-Holstein als älteste Tochter eines Lehrers und einer Hausfrau. Ich habe noch zwei Schwestern. Nach meiner mittleren Reife ging ich direkt mit 16 in die Lehre der Zahntechnik und arbeitete 22 Jahre als Gesellin in diesem Beruf. Nebenbei baute ich als Lehrerin der MDA London eine Tai Chi-Schule auf, machte noch weitere Ausbildungen für Esalan-Massagen beim *Esalan Institute* in Kalifornien und wurde Begleiterin für Freie Traumaarbeit nach Gabriele Rudolph. Im Jahr 2018 ging es für mich in die Vollselbstständigkeit und die Zahntechnik wurde aufgegeben. 2022 traf ich Bärbel Hölscher und mein Abenteuer des Lebens bekam noch einmal einen neuen Aspekt. Nun allerdings erst mal zurück an den Anfang.

Meine frühesten „Erinnerungen“ bzw. Eindrücke liegen bereits vor meiner Geburt im Mutterleib und enthalten eine Mischung aus Vorfreude auf die Geburt und meiner Hoffnung, wieder etwas Licht in die von mir ausgewählte Familie zu bringen. Gleichzeitig war ich sehr durch das Adrenalin meiner traumatisierten Mutter gestresst. Die Geburt verlief alles andere als einfach und dauerte sehr lange. Als ich auf die Welt kam, wurde ich direkt von meiner Mutter getrennt, damit die

Nabelschnur entfernt und der Schleim, der meine Atmung blockierte abgesaugt werden konnte. Als ich meiner Mutter zurückgegeben wurde fand kein Bonding statt, denn nachdem ich aus dem Raum gebrachte wurde, dachte sie, ich wäre tot.

Durch den Sauerstoffmangel bei der Geburt fielen meine ersten Untersuchungen alles andere als gut aus und im späteren Leben wurde dieser Umstand auch als Ursache für Lern-, Konzentrations- und motorische Defizite benannt. Ich selbst erinnere mich vor allem an die Schwere, die Trägheit und die Verspanntheit sowohl im Körper als auch im Kopf. Es fiel mir schwer, mich zu konzentrieren und ein Veständnis dafür zu entwickeln, wie die Welt um mich herum funktionierte. Natürlich gab es Förderung in Form von Logopädie, Nachhilfe für die Rechtschreibschwäche, Hörtraining für die Gleichgewichtsstörungen. Es hat alles einen gewissen Nutzen gehabt, sorgte allerdings nie dafür, dass sich mein Stressniveau senkte und sich mein Dasein einfacher anfühlte. Oft war ich überfordert, was aber nicht gesehen oder gehört wurde und so resignierte ich irgendwann so weit, dass ich ganz aufhörte, etwas zu wollen.

Angst und Trauer waren stete Wegbegleiter. Meinen ersten Besuch beim Psychologen hatte ich mit sechs Jahren. dazaus folgte allerdings nichts Hilfreiches, sondern im Gegenteil wurde mein Gefühl, dass etwas mit mir nicht stimmte und ich nicht richtig war, nur noch verstärkt. Die Depression wuchs und im Alter von 14 Jahren unternahm ich einen Suizidversuch. Doch auch bei der anschließenden Gesprächstherapie gab es keine heilsamen Erkenntnisse. Ich existierte nur noch ausgerichtet auf mein Gegenüber und vollkommen losgelöst von mir selbst, nur in der Hoffnung, den Tag möglichst unversehrt zu überstehen und den vermeintlichen Anspüchen gerecht zu werden. Dieses Überlebensmuster steigerte natürlich mein selbstverletzendes Verhalten und ich musste mich immer mehr zusammenreißen, um nicht die Wut darüber hinausplatzen zu lassen.

Während der 3 1/2-jährigen Lehre im zahntechnischen Labor blieb der Druck von innen und von außen so bestehen, wie ich es gewohnt war. Mein Leben lang hatte ich viele Infektionskrankheiten, die oft lange nicht erkannt wurden, weil der Schmerz im ganzen Körper für mich so normal geworden war, dass selbst eine Nierenentzündung erst im Krankenhaus erkannt wurde.

Alles gipfelte mit 19 Jahren in einer Meningitis. Die daraus resultierende Nahtoderfahrung brachte mich dazu, nach all den Jahren bewusst und eigenverantwortlich nur für mich eine Entscheidung zu treffen. Und so machte ich mich auf einen ganzheitlichen Weg, um wirklich Heilung zu finden. Akupunktur, Ernährungsumstellung, Körperpsychotherapie und Tai-Chi-Chuan waren meine ersten Stationen. Es war wunderbar zu erleben, dass da noch etwas anderes in mir steckte als nur dieses traumatisierte Wesen, von dem ich meinte, dass ich es war.

Mental wurde vieles besser und auch motorisch holte ich durch das Tai-Chi-Chuan-Training erheblich auf. Mein System wurde durch alles etwas gelockert. Anstrengend war es trotzdem noch, in meinem Körper zu laufen. Erkenntnisreich war meine Ausbildung in freier Traumaarbeit, denn sie schulte mein Verständnis der Wechselwirkung zwischen Kopf und Körper mit einem aktiven Trauma und zeigte mir Wege auf, diese innere Verspannung zu lösen. So fand ich einen Ort der Stille, der Liebe, des Glücks und der Weite in mir selbst, was meine Wahrnehmung von mir in und mit der Welt fundamental veränderte. Ich brauchte nichts und niemanden mehr, schulte den Blick auf mich selbst und meine Gefühle und erhielt so etwas völlig Neues: MEIN LEBEN. Ich war nun in der Lage, mich mehr auf das Wesentliche zu konzentrieren und mein Leben frei zu gestalten. Ich war nicht mehr orientierungslos, denn ich wurde zu meinem Kompass, meine eigene unerschöpfliche Ressource.

So ausgestattet fand ich mich eines Tages im Online-Webinar bei Bärbel wieder. Es war alles schlüssig, was sie sagte und es war so einfach, nachdem die Grundlagen verstanden waren, diese neue Methode der Köperarbeit anzuwenden. Beim BalanceHiro®-Wochenende erlebte ich eine körperliche Leichtigkeit, die ich mir bis dato nicht hätte träumen lassen. Und auch hier betrifft es sowohl das rein körperliche Empfinden als auch das mentale Erleben, denn wenn ich zentriert bin und mein Körper sich mehr und mehr von der alten Nothaltung löst und entspannt, entspannt sich auch mein Köpfchen.

Diese Ruhe und Sille mit mir selbst zu teilen ist einfach grandios. Natürlich braucht es Zeit und Wiederholung. Das Schöne ist, dass mein Körper die Zentrierung mittlerweile bei mir einfordert bzw. von allein in die Haltung findet. So bemerkte ich irgendwann beim Fahrradfahren, dass ich nicht mehr auf dem Sattel hin und her rutschte, sondern aus der Zentrierung – also aus der Körpermitte – heraus in die Pedale trat und das Radfahren so viel einfacher bzw. weniger anstrengend wurde. Auch im Sitzen geht es immer wieder in die aufrechte zentrierte Haltung, denn der Körper erkennt diese als ökonomischer an und das spart natürlich Energie.

Mittlerweile hat sich ein Gefühl von „in sich selbst (aus)ruhen" gebildet. Ein Urlaubsparadies für Körper, Geist und Seele, welches stetig wächst und sich gleichzeitig vertieft. So entsteht ein unendlicher Raum in mir, in dem für alles Platz ist, und gleichzeitig verdichtet sich die Aufrichtung. Es ist ein wunderbarer organischer Vorgang, der nicht überfordert, sondern herausfordert und Lust auf mehr macht. Selbst wenn die alten Restimpulse sich manchmal noch zeigen und im Körper spürbar sind – ich hatte beispielsweise mal beim Einkaufen eine Begegnung mit dem Furcht-Lähmungsreflex –, findet auch dieses „Gefühlschaos" Platz mit der Zentrierung. Denn auch wenn die Wellen vom FLR hochschlagen, kann ich gleichzeitig in mir ruhen, wenn ich in der Zentrierung bleibe.

Erfahrungsbericht eines Kursteilnehmers von „Zentrierung im Alltag" bei Anna Panten-Petersen

Eine vage Vorstellung hatte ich, als ich mich zu dem Workshop angemeldet habe. Aber es kam dann doch ganz anders als gedacht. Anna hat eine kurze Einführung zum Thema „integrierte Reflexe" gegeben und dann ging es auch schon mit der Praxis los: „zentriertes Stehen":

Füße

Mit einem zugegebenermaßen übergroße Geodreieck und einem vorbereiteten Bogen Papier, auf das ich mich stellen sollte, wurde ich an den Füßen „vermessen" ausgerichtet auf das Papier gestellt. Die Füße standen augenscheinlich parallel, ich hatte aber das Gefühl mit „Entenfüßen", die Zehen nach innen gerichtet, zu stehen.

Knie

Nachdem der Stand der Unterschenkel zu den Füßen kontrolliert war, wurden die Knie über die Füße „gestellt", was bedeutet, dass die Knie ebenfalls gerade (nahezu lotrecht) über die Füße gestellt werden. Langsam kam ich mir „verdreht" vor.

Hüfte/Becken

Meine Hüfte wurde sowohl in der Höhe als auch im Winkel zu den Füßen korrigiert. Das Becken wurde leicht nach vorne gekippt und die Knie minimalst geknickt, eher leicht gebeugt. Langsam wurden meine vorherigen Empfindungen hinsichtlich der verdrehten Empfindungen in Füßen und Beinen weniger und ein eher wohliges, vor allem stabiles Gefühl trat ein.

Der Oberkörper wurde ein wenig gerade nach vorne gebeugt, sodass ich eine gleichmäßig verteilte Belastung beider Füße spürte. Die Schultern sollte ich „loslassen" also die bis dahin noch zu spürende Anspannung lösen. Der Kopf wurde ein wenig in eine „Doppelkinn-Stellung" gebracht, sodass auch die Halswirbel quasi im Lot zu den Füßen Stand.

Das „Werk war vollbracht", ich stand zentriert! Für mich hieß es, dass ich völlig entspannt, ohne Kraftanstrengung im Raum stand. Diesen Zustand habe ich über viele Minuten, ich denke eine knappe Stunde beibehalten können. Ich habe die Stellung nicht auflösen müssen, denn ich habe mich trotzdem wohl und leicht gefühlt!

Im Anwendungsteil „zentriertes Sitzen", wurde die Fußstellungsskizze erneut genutzt, um die Füße parallel zu stellen. Die Sitzhöhe des

Stuhls wurde so gewählt (eingerichtet), dass die Knie im 90° Winkel eingeknickt waren. Der Oberkörper wurde, unter Berücksichtigung der Beckenknochen wieder zu den Füßen ausgerichtet, sodass ich mit geradem Rücken (90° zur Sitzfläche), erhobenen Kopfes und mit hängenden (entspannten) Schultern auf dem Stuhl zum Sitzen kam. Diese Position, genannt Pharao-Sitz, habe ich gelöst lange halten können. Eine aufkommende Spannsituation in meiner lädierten rechten Schulter, die sich bis in das Innenohr fortpflanzte, konnte mithilfe der Instruktoren gelöst werden, ohne dass ich die Sitzposition verändert habe. Auch hier habe ich mich grundsätzlich völlig entspannt gefühlt.

„Zentriertes Liegen" war meine Angstposition, da ich normalerweise nicht ohne Unterstützung meines Kopfes flach auf dem Rücken liegen kann! Zunächst bekam ich mein „Wohlfühlkissen" und Anna hat meine Füße richtig positioniert. Danach kamen, wie beim „zentriertem Stehen" die Unterschenkel und Knie an die Reihe. Meine Kopfsituation wurde kritischer. Daraufhin hat sich Anna zunächst um eine entsprechende Entlastung durch minimale Extraktionen gekümmert.

Nachdem diese Akutsituation aufgelöst war, haben Anna und Natalie die Hüften, das Becken und die Schultern geradegelegt, wobei einer immer den Kopf „bearbeitet" hat. Danach konnte ich mit dem Kopf langsam auf eine vierschichtige Veloursdecke abgelegt werden. Ich war völlig überrascht, dass ich so flach liegen kann, ohne gleich irgendwelche Verspannungserscheinungen im Hals-Schulter-Kopfbereich zu bekommen. Ich habe lange so gelegen und fühlte mich wohl dabei!

Schreiten, gleiten, so kann man das „zentrierte Gehen" beschreiben. Um dies im Alltag umzusetzen, bedarf es – zumindest für mich – einer enormen „Kopfarbeit", damit ich entspannt zentriert bleibe. Die anderen drei „Zentrierungen" fließen oft mehrmals täglich in mein Verhalten ein. Ich merke, wie ich mich manchmal „strecke", soll heißen: bewusst zentriert hinstelle. Im Café, Restaurant, ja sogar zu Hause, ertappe ich mich immer öfter dabei, wie ich mich aus einem inneren Impuls heraus „gerade", sprich zentriert, hinsetze.

Anzumerken ist noch, dass ich mich nach dem ersten Workshoptag, der sogar ca. eine Stunde vor der geplanten Zeit im allseitigen Einvernehmen beendet wurde, zu Hause auf eine Sonnenliege gelegt habe und sofort für ca. eine Stunde eingeschlafen bin. Diese augenscheinliche Anstrengung war es wert. Ich habe doch einiges für meinen Alltag mitgenommen, was ich schon jetzt als GUT bezeichnen kann. Danke für den Workshop! Martin

„Zentrierung im Alltag" – Beobachtungen einer Trainerin

In meiner Zeit als Tai Chi-Lehrerin sind mir in den letzten 20 Jahren zwei Dinge aufgefallen: Der Körper lernt nur durch die Herausforderung und nicht durch Überforderung. Es gibt keine Abkürzung, nur organisches und natürliches Wachstum. Ich gehöre noch zu der Generation, die den Glaubenssatz „Viel hilft Viel" verinnerlicht haben. Zum Glück wurde ich eines Besseren belehrt und weiß nun: „Weniger ist mehr".

Viele meiner Schüler, die ich all die Jahre begleiten dufte, fingen das Tai-Chi-Chuan-Training genauso an wie ich: Aus gesundheitlichen Gründen und für den ganzheitlichen Ansatz. Meistens wird in der ersten Stunde schon klar, dass das ein langer Weg ist und es dauern wird, bis sich Köperhaltungen zum Besseren verändern.

Ich fand es am Anfang als Lehrer bemerkenswert, wie sehr die Schüler mit sich selbst kämpfen und wie sehr wir uns selbst im Weg stehen, wenn wir neue Bewegungsabläufe lernen. Bis ich verstand, dass die Bewegungs- und Verhaltensmuster gleich schwierig zu verändern sind, ineinander übergreifen und sich beeinflussen. Im Tai Chi kommen die meisten irgendwann an den Punkt, an dem sich entweder etwas grundsätzlich verändert oder das Training eingestellt wird, damit alles so bleibt wie es ist.

Über die Jahre sah ich viele Trainierende, die mit kleinsten Korrekturen der Haltung nicht zurechtkamen und überfordert waren. Dabei ging es um Millimeter und Triggerreaktionen bis hin zu Panikanfällen.

Und auch ich selbst empfand nach 20 Jahren Training immer noch ein paar Positionen als Zwangshaltung, was auch mit viel Training nicht aufzulösen war. Im Tai-Chi-Chuan ist zwar der Weg das Ziel, aber der Trainierende stochert so die meiste Zeit im Nebel.

Mit der Zentrierung habe ich für mich noch mal ein ganz anderes Level im Training gefunden. Bewegungen, die jahrelang schmerzhaft waren, bekommen eine Leichtigkeit, weil der Körper nicht mehr mit Spannung für die Aufrichtung arbeitet sondern diese nun aus der Mitte heraus einfach da ist. Die Nothaltung löst sich langsam auf.

Wenn ich an die Teilnehmer der Zentrierungskurse denke, fällt mir eines immer wieder auf: Innerhalb dieser zwei Tage verändern sich Körper und Geist gleichermaßen. Je aufrechter ein Mensch steht, desto ruhiger ist er im Kopf. Wenn ich die Fußform auf die Standschablonen einzeichne ist es wunderbar zu sehen, wie beispielsweise auch ein Hallux Valgus durch die bessere Gewichtsverteilung im Körper seine Form verändert und die Wölbung abflacht.

Auch hier halte ich es wie in meinen Tai-Chi-Kursen: „Weniger ist mehr". Der Körper braucht sein natürliches und organisches Wachstum und keine Überforderung. Also schaue ich was geht, was nicht geht, was als angenehm empfunden wird und was nicht ... Trotzdem erhalten die Teilnehmer in diesen zwei Tagen ein Konzentrat an Körperarbeit, die nicht überfordert und das „neu lernen wollen" fördert.

Ich hatte schon Teilnehmer, die mit der zentrierten Haltung im Stehen am ersten Tag überfordert waren. Sitzen und Liegen sind wunderbare Möglichkeiten, um sich langsam an die Zentrierung heranzutasten. Und auch wenn der Teilnehmer schon dachte, das wird nichts mehr, war es noch jedes Mal möglich, am zweiten Tag die Zentrierung im Stehen zu meistern. Bei einigen der Teilnehmer ist von Tag 1 an das tägliche Üben mit Leichtigkeit möglich. Dadurch, dass die Übungen nicht nur im Stehen, sondern auch im Sitzen ausgeführt werden können, sind sie sehr einfach in den Alltag zu integrieren. Durch das bewusste Stehen wird das Bewusstsein für die eigene Haltung geschärft und so entsteht die Zentrierung nicht nur im Körper, sondern auch im

Geist. Ein Teilnehmer brachte es auf den Punkt: Wenn ich zentriert stehe, habe ich keine Angst und bin nicht getriggert. Der Kopf kommt im gleichen Maß zur Ruhe wie der Körper.

Das Verständnis für die Integration der frühkindlichen Reflexe oder überhaupt ihrer Bedeutung für den aufrechten Gang ist für die meisten Teilnehmer Neuland, wird jedoch nach einer kurzen Einführung immer klarer, wobei das körperliche Erleben im Seminar im Vordergrund steht. Was wieder zeigt, wie wichtig das kinästhetische Erfahren ist.

Das Bewusstwerden der eigenen Haltung ist ein anderer Punkt. Einmal kam eine Familie mit Mitgliedern aus drei Generationen zu mir. Es ging um eine Fehlstellung am Fuß der Tochter, die sowohl die Eltern als auch die Großmutter wahrnahmen – witzigerweise sahen es weder die Eltern noch die Großmutter bei sich selbst. Alle hatten die gleiche Fehlstellung des rechten Fußes. Sie konnten es dann nach und nach gegenseitig beieinander sehen und am Ende auch an sich selbst wahrnehmen.

Ich sehe diese Methode als eine wunderbare Möglichkeit, um sich ganzheitlich aus Nothaltungen zu befreien und so besser mit sich selbst umzugehen. Es ist genial, dass ein Wochenende ausreicht, um sie zu erlernen und sie einem dann für den Rest des Lebens zur Verfügung steht, um sie zu kultivieren und an die nächste Generation weiterzugeben. Eine Methode mit echtem Mehrwert!

Erfahrungsbericht zur Zentrierung im Alltag von Martina Knufinke: Balance für Körper, Geist und Seele

Mit der Balance von Körper, Geist und Seele beschäftige ich mich als Therapeutin und Dozentin immer wieder auf verschiedenen Ebenen. Mit der Zentrierung im Alltag kam eine ganz neue Erkenntnis dazu. Seit ich mich selbst, wie auch meine Klientinnen und Klienten, in die körperliche Zentrierung bringe, stelle ich immer wieder fest, wie kleine Anpassungen der Körperhaltung eine große Wirkung entfalten können. Dabei kann uns eine Korrektur von nur wenigen Millimetern sofort in einen Zustand von Ruhe und Gelassenheit versetzen.

Die Arbeit mit der Zentrierung im Alltag ermöglicht es uns, kinästhetisch unsere Mitte zu erfahren. Als Therapeutin unterstütze ich meine Klientinnen und Klienten dabei, sich in ihren Körper einzufühlen und sich der physischen Zentrierung immer mehr anzunähern. Die Arbeit beginnt bei der millimetergenauen Ausrichtung der Füße und geht bis hoch zum Kopf.

Meine Beobachtung zeigt mir, dass es immer wieder ein anderer Faktor ist, der dann das letzte „Tüpfelchen auf dem i" bewirkt: Mal ist es die Hand am Solarplexus, häufig ein kurzer Impuls an den Fersen oder eine sanfte Bewegung des Beckens. Diese minimalen Veränderungen bewirken, dass der Mensch, mit dem ich arbeite, sich nach der genauen Ausrichtung nicht nur gut aufgerichtet fühlt, sondern deutlich spürt, wie Entspannung und Wohlbefinden durch seinen Körper strömen. Auch von außen ist dies klar sichtbar an einem entspannten Blick, die Pupillen weiten sich. Das ist ein klares Zeichen dafür, dass das parasympathische System aktviert wurde. Ein Zustand, der in unserem Alltag so wichtig ist und uns ausgeglichener und zufriedener macht.

Es ist also nicht nur eine Arbeit auf rein körperlicher Ebene, sondern auch Geist und Seele kommen durch die Zentrierung in Balance. Dieser Effekt ist unmittelbar spürbar und hat eine nachhaltige Wirkung auf unser Wohlbefinden. Mit ein bisschen Übung ist so jeder, der mit der Zentrierung arbeitet, in der Lage, sich selbst schnell und effektiv in die Ruhe zu bringen und den Stürmen des Alltags besser zu begegnen.

KAPITEL 6

Der Kopf auf dem Atlas

Die Kopfhaltung eines Menschen gibt wertvolle Hinweise darauf, wie gut der Kopf auf dem Atlas, dem ersten Halswirbel, sitzt. Neigt der Kopf immer wieder leicht zur Seite und fällt es der Person schwer, ihn dauerhaft gerade zu halten, deutet dies darauf hin, dass der Atlas möglicherweise nicht mittig ausgerichtet ist. In der Folge wird auch der zweite Halswirbel, der Axis, durch die einwirkenden Zugkräfte in Mitleidenschaft gezogen und verschoben, sowie auch alle anderen Wirbel.

Im April 2024 hatte ich in Österreich die Gelegenheit, die Hebamme Marianne Weinbauer kennenzulernen, die eine energetische Atlaskorrektur durchführt. Da sie als erfahrene Hebamme mit den anatomischen Strukturen der Halswirbelsäule gut vertraut ist, bat ich sie, mir hierzu ein Kapitel in meinem Buch zu schreiben. Eine Atlaskorrektur spielt eine zentrale Rolle für die körperliche Zentrierung, da sie es dem Körper ermöglicht, sich danach leichter auszurichten und ins Gleichgewicht zu kommen.

Bis September 2024 habe ich meinen Klienten empfohlen, eine Atlaskorrektur, die nichts mit der energetischen Atlaskorrektur von Marianne zu tun hat, vornehmen zu lassen. Ihre Rückmeldungen waren sehr unterschiedlich – von „Es ist schlimmer geworden“ bis hin zu „Ich habe Erleichterung erfahren“ – was mich nicht zufriedengestellt hat. Schon seit Jahren bezeichne ich meine Praxis als „Forschungs- – und Entwicklungsabteilung“, in der ich auch diesmal einen wichtigen Baustein zur körperlichen Zentrierung erreichen konnte. Es gibt jetzt eine kinesiologische Möglichkeit zur Atlaskorrektur, die ich im Abschnitt

„Mögliche Balancen für Neuroenergetisch® arbeitende Kinesiologinnen und Kinesiologen" näher erläutere. Verehrte Leserinnen und Leser, dieser Abschnitt ist lediglich für Kinesiologinnen und Kinesiologen, die mit der Neuroenergetischen® Kinesiologie arbeiten, von Bedeutung. Von daher bitte ich Sie, mir diesen „kleinen Ausflug" in meine Fachwelt nachzusehen und dieses Kapitel einfach zu überspringen, wenn es zu speziell sein sollte. Doch zunächst möchte ich das Wort an Marianne Weinbauer übergeben.

Der Atlas

Der Atlas ist der erste Halswirbel am obersten Ende der Wirbelsäule, wird in der Medizin als C1 bezeichnet und ist der Träger des Kopfes. Als C2 bezeichnet man in der Medizin den zweiten Halswirbel namens Axis. Er schließt unmittelbar unterhalb des Atlas an und hat als Verbindung zu diesem nur die Gelenkflächen und mittig seinen Knochenfortsatz, den sogenannten Zahn (medizinisch *Dens axis*), der nach oben hin in den Atlas ragt. Zwischen Atlas und Axis gibt es keine Bandscheibe, was eine große Beweglichkeit zwischen den beiden Wirbeln ermöglicht. Es handelt sich dabei um ein Drehgelenk, das Atlantoaxialgelenk oder unteres Kopfgelenk. Zusammen mit dem Atlantookzipitalgelenk, dem oberen Kopfgelenk, dem Gelenk zwischen Atlas und Schädelbasis, können wir Dreh- und Nickbewegungen ausführen. Somit entsteht eine Beweglichkeit wie in einem Kugelgelenk. Zahlreiche Bänder, die Ligamente (*Lig. alaria*, *Lig. cruciforme atlantis*, *Fasciculi longitudinales*, *Lig. transversum atlantis*, *Lig. apicis dentis* und *Membrana tectoria*) führen und stabilisieren das Gelenk.

Der Atlas ist der Träger des ca. 5 bis 8 kg schweren Kopfes, dessen Knochen das Gehirn schützen. Das Gehirn ist ein Teil des zentralen Nervensystems. Wie in einer Schaltzentrale findet die wechselseitige Kommunikation von Gehirn und dem Rest des Körpers im Bereich des Atlas statt. Zwölf Hirnnerven leiten alle elektrischen Signale wie beispielsweise hochdifferenzierte Sinneswahrnehmungen aus dem gesamten Körper ins Gehirn weiter. Das Gehirn wiederum aktiviert alle Prozesse, die notwendig sind, um den Körper gesund zu machen oder zu erhalten. Das große Hinterhauptloch an der Schädelbasis, an dem das Rückenmark in das Gehirn übergeht, dient als Durchtrittsstelle für das zentrale Nervensystem. Der Atlas bildet die Fortsetzung der Durchtrittsstelle und ist durch Bänder (Ligamente) mit der Schädelbasis verbunden.

Vier große Schlagadern (je zwei Hals- und zwei Wirbelarterien) versorgen das Gehirn mit sauerstoffreichem Blut. Die beiden Wirbelarterien verlaufen entlang der Halswirbelsäule und dabei durch Öffnungen der Querfortsätze der oberen sechs Halswirbel. Nach dem Durchtritt der Atlasquerfortsätze gelangen die beiden Wirbelarterien durch das große Hinterhauptloch und vereinigen sich auf Höhe des Hirnstammes. Eine Atlasfehlstellung kann zu Verengungen der Arterien und somit zu Minderdurchblutung führen.

Liegt eine Atlasfehlstellung vor, entsteht beidseitig ein mechanischer Druck auf die Blutgefäße und Hirnnerven. Bereits ein leichter Druck auf Nervenbahnen kann Reiz- und Störimpulse im Blut-und Nervensystem auslösen und Beschwerden hervorrufen: Kopfschmerzen, Migräne, Bluthochdruck, Herzrhythmusstörungen, Durchblutungsstörungen in den Extremitäten, Schwindel, Störungen der Bewegungsabläufe, Bewusstseinsstörungen, Sensibilitätsstörungen oder auch Verdauungsprobleme und vieles mehr. Eine Fehlstellung des Atlas führt zudem zu muskulärer Asymmetrie. Es bilden sich Verspannungen, die wiederum negativ auf die umliegenden Blut-, Nerven- und Lymphsysteme einwirken können.

Eine Atlasfehlstellung kann in folgenden Fällen entstehen: vor und während der Geburt, durch Stürze, ein Schleudertrauma, Umlagerung in Vollnarkose etc. Aber auch Alltagsgewohnheiten wie beispielsweise exzessiver Handykonsum oder Schlafen in Bauchlage unterstützen zumindest die Fehlstellung.

Wenn man sich den Atlas als Knochen genau ansieht, fällt auf, dass er von oben betrachtet eine große Ähnlichkeit mit dem knöchernen

Becken hat. Das ist insofern interessant, als der Atlas und der fünfte Lendenwirbel immer im gleichen Winkel (schief) stehen. Ähnlich einem Schnur-Lot-System besteht eine Verbindung zwischen dem ersten Halswirbel und dem fünften Lendenwirbel. Wie bei einer Marionette, die an geraden oder schiefen Schnüren emporgezogen wird, richtet sich der Rest des Körpers in einer „Top-down-Reaktion" nach der statischen Situation im Halsbereich. Somit bedeutet eine Fehlstellung des Atlas auch eine Fehlstellung des Beckens. Bei einem Großteil der Menschen verlaufen diese gedachten Schnüre senkrecht von oben nach unten. Bei diesen Menschen ist das Bein auf der gleichen Seite kürzer, auf der der Querfortsatz des Atlas nach oben zeigt. Als Ausgleich der Körperstatik hängt die Schulter auf dieser Seite nach unten. Bei einem kleineren Teil der Menschen verlaufen die Schnüre über Kreuz. Somit ist das Bein auf der Seite kürzer, auf der der Atlas nach unten gerichtet ist. (Menschen mit einem verkreuzten Schnur-Lotsystem weisen alle ähnliche Symptome auf: Rundrücken, starke Verspannungen im Lendenwirbelsäulenbereich, dafür aber eine große Kraft im Oberkörper, die Unfähigkeit, im Stand mit durchgestreckten Beinen mit den Händen auf den Boden zu greifen, sowie diverse Magen- Darm- und Verdauungsprobleme.)

Der Beckenschiefstand zeigt sich wiederum in einer vermeintlichen Beinlängendifferenz, die ganz einfach gemessen werden kann: in Bauchlage (bei Schwangeren in Rückenlage) können sich durch leichten Zug an beiden Fußfesseln mit gleichzeitig sanften Rüttelbewegungen die Beine im Bereich der Hüftgelenkspfanne lockern. Beim vorsichtigen Zurückschieben in die Hüfte lässt sich ein Bein weiter hochschieben, als das andere und die Beine erscheinen ungleich lang. Diese messbare Beinlängendifferenz entspricht dem Höhenunterschied der Querfortsätze des Atlas am Hals gemessen.

Diese Tatsache, dass der erste Halswirbel und der fünfte Lendenwirbel im exakt gleichen Winkel stehen, ist ein wichtiger Faktor in der Geburtshilfe. Babys liegen naturgemäß entweder rechts oder links zur mütterlichen Wirbelsäule, wodurch schon ein leichter Druck auf das kindliche Kopfgelenk und wahrscheinlich auch eine minimale

Atlasverschiebung zustande kommt. Für den normalen (physiologischen) Verlauf einer Geburt ist ein gerades Becken der Mutter wichtig. Je gerader das Becken steht, umso tiefer kann das kindliche Köpfchen schon in der letzten Zeit der Schwangerschaft hineinrutschen und so während der Wehentätigkeit von innen Druck auf den Muttermund ausüben, damit dieser sich schnell öffnet und die Geburt problemlos verläuft. Der Beckengeradstand der Mutter ist auch wichtig, um Lageanomalien des Kindes wie Beckenendlage, Querlage oder Schräglage zu vermindern. Der kindliche Kopf, der als größter und schwerster Kindesteil immer der Schwerkraft folgt und der üblicherweise gut in den Beckenknochen der Mutter passt, platziert sich vor der Geburt wahrscheinlicher im Beckeneingang, wenn dieser größenmäßig und lagetechnisch gut zu ihm passt.

Während der Geburt eines Babys werden immense Kräfte wirksam, die zu einem Großteil auf das Kopfgelenk des Babys einwirken. Da der Beckeneingang queroval und der Beckenausgang längsoval ist, muss das Baby eine Vierteldrehung mit dem Köpfchen machen. Dies geschieht während der Presswehen, die durch die hohe Muskelspannung der Gebärmutter das Baby ans Licht der Welt transportieren. Dabei kommt es häufig zu einem Verschieben des Atlas, weil die Nackenmuskulatur des Babys sehr weich ist und diesem Druck keinen Widerstand entgegensetzen kann. Geburtshilfliche Eingriffe wie eine Zangen- oder Saugglockengeburt und/oder die Anwendung des Kristeller-Hangriffs, bei dem von außen zusätzlicher Druck auf die Gebärmutteroberkante ausgeübt wird, vergrößert die Wahrscheinlichkeit einer deutlichen Atlasverschiebung. Lange andauernde Geburten mit Überstreckungshaltungen des Kindes bis hin zur Gesichtslage können ebenfalls zu massiven Atlasverschiebungen führen. Somit gilt es aus meiner Sicht als höchste Pflicht, jedem Neugeborenen eine Atlasbehandlung (natürlich ohne jegliche Gewaltanwendung, nur durch zarte Schwingungen) zu ermöglichen.

Der Atlas beeinflusst durch seine Position die gesamte Körperhaltung und als Folge davon die Körpersysteme. Ist der Atlas korrekt ausgerichtet, zentriert er den Kopfschwerpunkt und sorgt für einen symmetrischen Muskelaufbau im gesamten Körper von Geburt an. Liegt jedoch eine Atlasfehlstellung vor, verschiebt sich der Schwerpunkt des Kopfes und verlagert dessen Schwerkraft. Die gesamte Körperstatik wird dadurch negativ beeinflusst. Die entstehende Fehlhaltung verändert den Muskeltonus. Die Folgen sind Verspannungen und Muskelverkürzungen, die zu Fehlbelastungen führen. Fehlbelastungen auf die Wirbelsäule erzeugen einseitige Druckbelastungen auf Rückenwirbel und Bandscheiben, wodurch Wirbelsäulenverkrümmungen (Skoliose), Bandscheibenvorfälle (*Discus prolaps*) und Rückenschmerzen entstehen. Eine Fehlhaltung setzt den ganzen Körper einer steten Fehlbelastung aus. Muskel- und Gelenksschmerzen, Bewegungseinschränkungen, Arthrose und Weichteilrheuma werden dadurch begünstigt. Beinlängendifferenzen und Hüftschiefstand haben im Normalfall ihre Ursache nicht in den Beinen und Füßen, sondern sind als sogenannte „Top-down-Reaktionen" Folgen einer Atlasfehlstellung und der daraus entstehenden Fehlstatik. Eine Fehlhaltung verursacht Nackenverspannungen und beeinflusst gleichzeitig die gesamte Kopfmuskulatur.

Nackenverspannungen sind in vielen Fällen der Grund für Kopfschmerzen, Migräne, Schwindel, Benommenheit und Kieferfehlstellungen. Wird in einer Fehlhaltung die Muskulatur zusätzlicher Belastung ausgesetzt, beispielsweise durch Leistungs- und Spitzensport, durch falsche Sitz- und Schlafgewohnheiten oder durch Stress, verstärkt sich die Fehlhaltung durch zunehmende Verspannung (mehr Muskeln = mehr Stabilität in der Asymmetrie). Muskelverspannungen können eine sehr hohe Zugkraft entwickeln und sehr schmerzhaft sein. Mit hoher Kraftintensität ziehen die verspannten Muskeln wie Stahlseile am Stützapparat und zwingen ihn in eine Fehlhaltung. Bänder, Sehnen und Faszien passen sich der Fehlhaltung an und es entstehen Engpässe, die mechanischen Druck auf Gelenke und Gewebeteile ausüben.

Das Fasziennetzwerk passt sich ebenfalls der Körperhaltung an. Bei Bewegungsmangel verkleben die Faszien innerhalb kürzester Zeit und fixieren die Fehlhaltung. Eine Fehlhaltung wird vom Körper in kurzer Zeit als normale Grundhaltung adaptiert. Eine symmetrische Körperstruktur bewirkt eine muskuläre Balance. Bänder, Sehnen und Faszien passen sich wiederum an und unterstützen ein ausgeglichenes Spannungsnetzwerk und heben Fehlbelastungen auf. Die Atlas-Korrektur mit zarten Schwingungen ist der erste und fundamentalste Schritt, um auf natürliche Weise zahlreichen Beschwerden entgegenzuwirken oder im Sinne von Prävention von Geburt an die Gesundheit zu unterstützen. Durch Korrektur einer Atlasfehlstellung werden die Selbstheilungskräfte des Körpers aktiviert, weil ein physiologischer Zustand mit ungehindertem Fluss der Energien in Form von Blut und elektrischen Impulsen über die Nervenbahnen gewährleistet ist.

(*Marianne Weinbauer, verfasst am 25. August 2024*)

Mögliche Balancen für Neuroenergetisch® arbeitende Kinesiologinnen und Kinesiologen

Wenn ich mit Kinesiologinnen und Kinesiologen der jüngeren Generation ins Gespräch komme, bekomme ich von Zeit zu Zeit zu hören, dass Balancen nicht immer den Effekt haben, wie sie und der Klient es sich wünschen würden. Sie fragen mich dann, ob ich das *Switching* nach LEAP balancieren könne, was ich bejahe, da ich seit 1999 damit arbeite. Charles Krebs, der diese Balance entwickelt hat, konnte nach meinem Hinweis, dass die drei Dantians auch als der untere, der mittlere und der obere Pfeiler bezeichnet werden, die „Three Pillars“ zu dieser Balance hinzufügen.

Diese Balance ist eine Grundsatzbalance. Ich vergleiche sie mit der korrekten Fertigstellung der Bodenplatte eines Hauses, um mit den nachfolgenden Balancen das Haus sauber errichten zu können. Vor ca. zehn Jahren gelangte ich beim Balancieren des *Switchings*, im Flow arbeitend, in die Arbeitsunterlagen gemäß Hugo Tobar. Als mir dies bewusst wurde, habe ich diese Balance mit den Formaten aus Hugo Tobars Datenbanken weiter verfeinert.

Die zweite Balance, die ich seit Jahren anwende, hat mit der Kopfkontrolle zu tun. Die Kopfkontrolle sollte sich bis zum Ende des ersten Lebensjahrs entwickelt haben. Die Kinderärztin oder der Kinderarzt überprüft im ersten Jahr anhand der kinesiologischen Lagereaktionen nach Vojta, ob sich die Kopfkontrolle entsprechend dem motorischen Alter entwickelt. Damit geht eine optimale Reflexintegration einher. Am Ende des ersten Lebensjahrs sollte die Kopfkontrollentwicklung also abgeschlossen sein. Dies ist jedoch nur bei einer optimalen Reflexintegration möglich. Und diese ist bei den meisten Menschen leider nicht gegeben. Nachdem ich den entsprechenden Traktionstest nach Vojta in meinen Kursen vor Ort durchgeführt habe, erleben 98 Prozent der Kursteilnehmer, dass ihre Kopfkontrolle nicht vorhanden ist.

Natürlich profitieren auch meine Klientinnen und Klienten davon. Nach der Kopfkontrollbalance stehen sie aufgerichteter da, denn die Schultern senken sich. Der Babkin-Reflex, der für die Verspannungen im Schulter-Nacken-Bereich mitverantwortlich ist, kann sich dadurch weiter integrieren. Bei manchen Menschen bewegen sich die Schultern etwas mehr nach hinten, sie stehen aufgerichteter, hier konnte der FLR weiter transformieren.

Ich kann nicht direkt nach der Switchingbalance die Kopfkontrollbalance vornehmen, weil der Körper damit überfordert wäre. Der TLR ist für die Tonusregulation zuständig, und der Babinski-Reflex, der die Kompensation für den FLR darstellt, braucht wie der TLR eine Balance. Von Klient zu Klientin ist es unterschiedlich, wie viele Balancen notwendig sind – es können zwischen zwei und acht Balancen sein. Danach kann der Körper physiologisch am Kopf hängen, denn nicht der Kopf sitzt auf dem Körper, sondern der Körper hängt am Kopf. Bei einer fehlenden Kopfkontrolle muss der Kopf „getragen" werden und das geschieht nicht durch Atlas und Axis, sondern durch die Hüfte. Auch hier kann sich einiges regulieren.

Sowohl die dritte als auch diese Balance habe ich ebenfalls aus den Datenbanken von Hugo Tobar zusammengestellt. Diese Balance stellt für viele Menschen eine Erleichterung dar, weil dadurch ihre Nackenprobleme oft verschwinden. Die dritte Balance zur Ausrichtung von Atlas und Axis ist das i-Tüpfelchen, das mir zur körperlichen Zentrierung noch gefehlt hat. Der Körper kann sich optimal zentrieren, wenn Atlas und Axis, der erste und der zweite Halswirbel, korrekt aufeinandersitzen. Dadurch wird der Kopf gerade gehalten.

Wie zu Beginn des Kapitels beschrieben, konnte ich mich mit den Ergebnissen, die mir meine Klientinnen und Klienten nach einer Atlaskorrektur geschildert haben, nicht zufriedengeben. In Diskussionen mit verschiedenen Atlastherapeuten wurde mir immer wieder erzählt, dass die Verschiebung von Atlas und Axis bei der Geburt passiert. Das ergibt Sinn, denn der Geburtskanal ist 2,5 cm zu schmal, als dass der Kopf des Babys ohne Überlappung der Schädelknochen durch den Kanal kommen könnte, und beim Austritt aus dem Geburtskanal wird zudem der Kopf nach hinten gebogen.

Für Kinesiologinnen und Kinesiologen gibt es eine Methode, in der Zeitlinie zurückzugehen. Für diese Balance muss ich direkt zur Geburt. Da die Geburt verschiedene Stufen hat, ermittele ich den genauen Zeitpunkt, damit ich exakt daran arbeiten kann. Der Korrektur, mit der ich diese Balance abschließe, liegt ebenfalls eine gezielte Überlegung zugrunde. Was ich feststelle ist, dass bei ca. 99 Prozent der Klienten bei der Geburt eine „Fremdenergie“ auf das Baby übergegangen ist, die bis zum Zeitpunkt der Balance als „energetischer Rucksack“ mitgetragen wird. Dieser „energetische Rucksack“ wurde vermutlich von einer der die Geburt begleitenden medizinischen Personen – natürlich unbewusst – abgeladen. Dies erlebe ich schon seit einigen Jahren immer wieder, wenn ich den Zeitpunkt der Geburt balanciere. Seit Oktober 2024 erst balanciere ich gezielt Atlas und Axis.

Dabei stelle ich fest, dass in erster Linie – nicht nur, aber in erster Linie – Muskeln, die fürs Schlucken zuständig sind, zu einem verschobenen Atlas geführt haben. Nun werde ich bei meinen Klientinnen und Klienten, die mit dem Schlucken oder auch bei Babys, die mit „Spucken" zu tun haben, verstärkt dieses Thema beobachten. Da meine Praxis meine „Forschungs- und Entwicklungsabteilung" ist, werde ich sicherlich noch sehr viel mehr herausfinden, was ich dann sowohl in meinen laufenden Webseminaren als auch in meinen Seminaren vor Ort berichten werde.

Im Folgenden möchte ich drei Beispiele schildern:

Eine 50-jährige Frau erzählte mir, dass sie, seit sie denken könne, immer wieder an ihren eigenen Suizid denken müsse. Auch hier „landete" ich direkt bei der Geburt, und wir entfernten den energetischen Rucksack. Nach dieser Balance verschwanden die verstörenden Gedanken. Danach erzählte sie mir, dass sich die Person, die bei der Geburt mit dabei gewesen war, zwei Wochen später umgebracht hat.

Seit einiger Zeit balanciere ich einen Jungen wegen Zehenspitzengang und einer verzögerten Entwicklung. Die Mutter ist auf meine Empfehlung hin bereits bei einem Atlastherapeuten gewesen, nur hatte sich der Zehenspitzengang nicht verändert. Auch bei dem Jungen war ein „energetischer Rucksack" bei der Geburt abgeladen worden. Nachdem die Balance zur Atlaskorrektur beendet war, stand er fünf Minuten still auf beiden Fußsohlen vor mir, schaute mich unverdrossen an und genoss zwei leckere Schokoladenkugeln. Wir beiden haben bei Weitem noch nicht alles erledigt, nur der Zehenspitzengang wird auffällig weniger und der Junge erlebt einen immer besseren Bodenkontakt. Streckenweise läuft er auf der gesamten Fußsohle, was vorher nicht der Fall war.

Bei einer Dame, bei der ich diese Balance durchgeführt habe, war keine Fremdenergie zu finden. Sie erzählte mir danach, dass sie im Wohnzimmer der Großeltern im Kreise ihrer ganzen Familie ohne Hilfe geboren wurde, weil die Eltern es nicht mehr geschafft hatten, ins

Krankenhaus zu kommen. Die 65-jährige saß nach dieser Balance zum ersten Mal kerzengerade vor mir und hielt ihren Kopf mittig.

Meiner Meinung nach wäre es wünschenswert, dass alle neuroenergetisch arbeitenden Kinesiologinnen und Kinesiologen diese Balancen zumindest kennen, ob sie sie dann anwenden, bleibt ihrer Erfahrung überlassen. Nur kann ich das Vermitteln dieses Wissens nicht leisten, da mir ihre unterschiedlichen Erfahrungs-Level nicht bekannt sind. Dies kann nur Hugo Tobar beurteilen und auch, wie diese Balancen vermittelt werden können. Interessierte können sich auf seiner Website *https://www.nkinstitute.com.au* informieren und/oder ihm eine Mail schreiben: *hugo@nkinstitute.com*.

KAPITEL 7

BalanceHIRO®-Übungen

Meine Ankündigung einlösend, stelle ich Ihnen in diesem Kapitel nun vier Übungen vor, die sehr hilfreich dafür eingesetzt werden können, dass frühkindliche Reflexe sich nachträglich integrieren können und der Körper immer mehr eine zentrierende Haltung einnehmen kann. Die Pharaonenhaltung als Basisübung richtet sich in ihrer Ausführung nach Hirnforschungsergebnissen, die vor über 15 Jahren offengelegt haben, dass die drei Hauptnervenverbindungen im Gehirn – die Kommissurenfasern, die Assoziationsfasern und die Projektionsfasern – in einem rechten Winkel zueinander ausgerichtet sind. Alle Übungen, die ich anwende, entsprechen analog dieser anatomischen Architektur[28]. Meiner Erfahrung nach ist das der Grund, warum sie so effektiv sind.

Die Basisübung – Pharaonenhaltung

Das Bild zeigt Kolossalstatuen von Ramses II in Abu Simbel. Er sitzt gerade auf seinem Thron. Der Oberkörper ist in einem rechten Winkel zu den Oberschenkeln, die Oberschenkel in einem rechten Winkel zu den Unterschenkeln, und die Unterschenkel in einem rechten Winkel zu den Füßen. Die Arme liegen auf den Oberschenkeln, ebenfalls in einem rechten Winkel von Ober- zu Unterarm.

Achten Sie bei dieser Haltung darauf, dass die Sitzhöhe des Möbels so hoch ist, dass Sie sie korrekt einnehmen können. Die Arme können auch entspannt auf Armlehnen liegen. Zu Anfang wird es eine Herausforderung sein, auch nur ein paar Minuten in dieser Haltung zu verweilen. Je öfter Sie jedoch diese Haltung einnehmen, desto mehr werden Sie merken, wie gut sie Ihrem Körper und Geist tut. Es gibt Lehrer und Kindergärtnerinnen, die mit ihren Schülern und Kindern diese Übung immer wieder praktizieren.

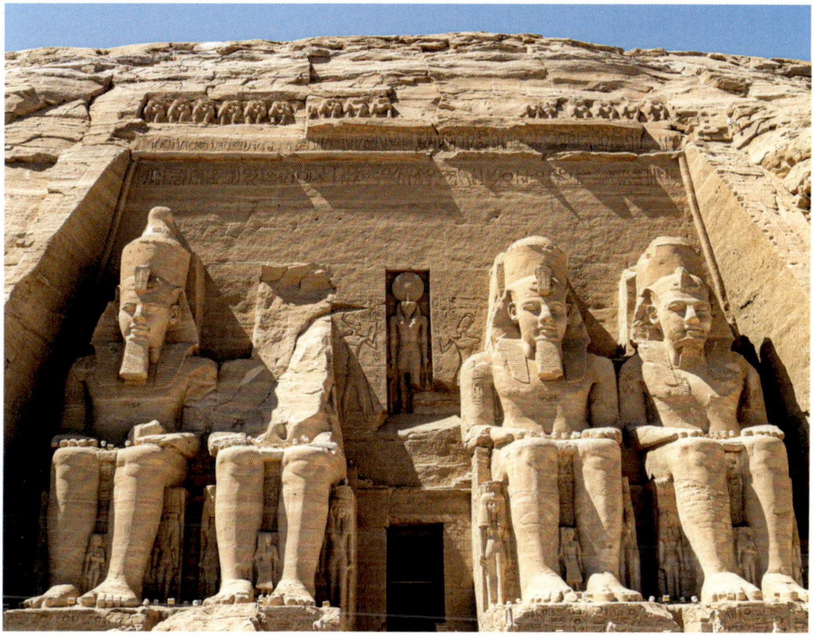

Die Tau-Übung

Diese Übung besteht aus zwei Haltungen, die jeweils im Wechsel von drei bis vier Mal ca. 20 bis 30 Sekunden gehalten werden. In der ersten Haltung arbeitet ein Hirnnerv, in der zweiten Haltung arbeiten Spinalnerven, die aus den Wirbelkanälen kommen.

Die Arme werden in einem leichten Bogen seitlich angehoben. Die Handflächen drehen sich dabei zum Boden. Dabei zeigt die Ellenbogenbeugefalte nach oben und NICHT nach hinten und damit die Ellenbeuge nach vorne. Ab einem bestimmten Punkt bemerken Sie einen kleinen Widerstand. Ab diesem Punkt beginnt der Hirnnerv, der die beiden Kopfheber-Muskeln nervlich versorgt, zu arbeiten. Halten Sie die Arme in dieser Position zirka 20 bis 30 Sekunden, dann senken Sie Ihre Arme um nicht mehr als einen Zentimeter. Damit erreichen Sie die Position, in der die Spinalnerven beginnen, die Muskeln nervlich zu versorgen. In dieser Position bleiben Sie ebenfalls 20 bis 30 Sekunden.

Danach heben Sie Ihre Arme wieder um den zuvor genannten Zentimeter an, damit der Hirnnerv seine Arbeit wieder aufnimmt.

Das machen Sie im Wechsel mit sehr langsamen Bewegungen drei bis vier Mal. Danach senken Sie die Arme im Zeitlupentempo wieder bis an die Seiten Ihres Körpers. Spüren Sie in Ihren Brustkorb hinein, was sich verändert hat. Sie werden staunen!

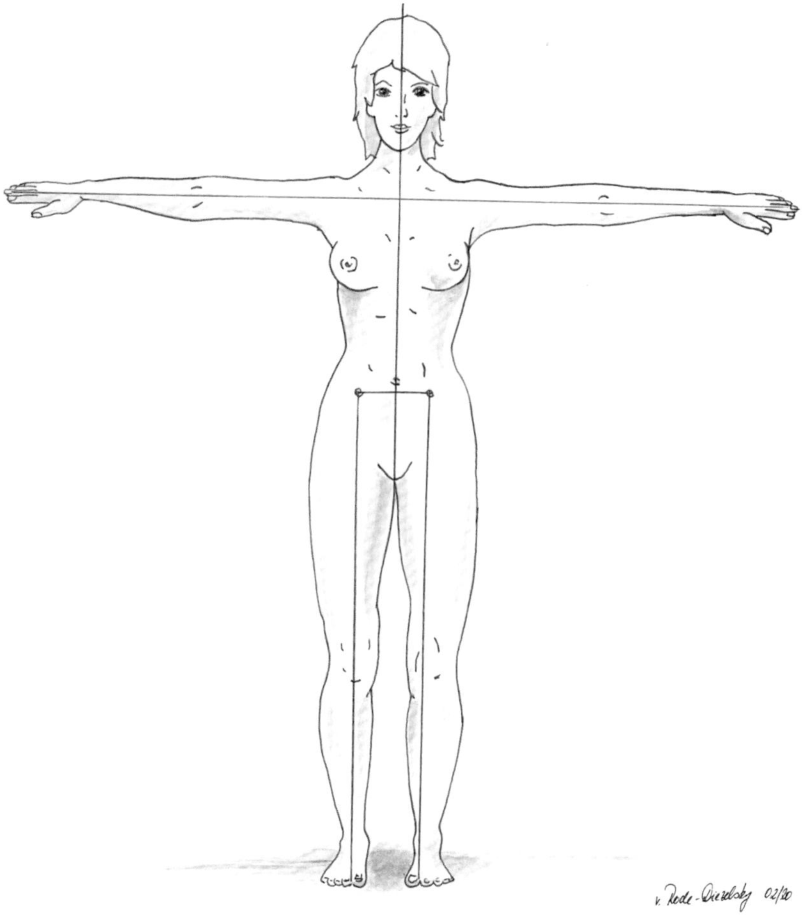

Die Chi-Übung

Die Ausgangsstellung ist der Vierfüßlerstand, wie auf der ersten Abbildung zu sehen. Dann fängt man an, die Acht zu krabbeln, wie auf der zweiten Abbildung.

Dabei ist es wesentlich, den Kopf in der Verlängerung der Wirbelsäule zu halten. Hierbei hilft es, wenn man auf seine Daumen schaut. Der Kopf darf weder in den Nacken noch nach unten geneigt werden. In dieser Haltung wird dem Körper die Zentrierung signalisiert. Es kann vorkommen, dass die Hände dabei gefaustet werden, wenn sie beim Krabbeln vom Boden abheben. Bei kontinuierlichem Üben öffnen sich die Hände allmählich.

Wenn man zu krabbeln beginnt, werden die Füße über den Fußboden geschleift, ohne dass die Unterschenkel im Kniegelenk abgewinkelt werden. Durch das Schleifen der Füße am Boden kommt die Krabbelbewegung aus den Hüften, die Hüfte wird dadurch mit der Zeit beweglicher.

Eine halbe sauber gekrabbelte Acht ist mehr wert als eine unsauber gekrabbelte ganze Acht. Wenn es möglich ist, sollten drei Achten nacheinander gekrabbelt werden. Sobald man anfängt, die Mitte nicht mehr zu kreuzen, sondern eine Ellipse zu krabbeln, ist dies ein Anzeichen dafür, dass die motorischen Restreaktionen der frühkindlichen Reflexe einschießen, sodass die Bewegung nicht mehr ausgeführt werden kann. Dann sollte sie auch auf keinen Fall mehr weiter ausgeführt werden, da sich ansonsten wieder ein falsches Muster im Gehirn abbildet.

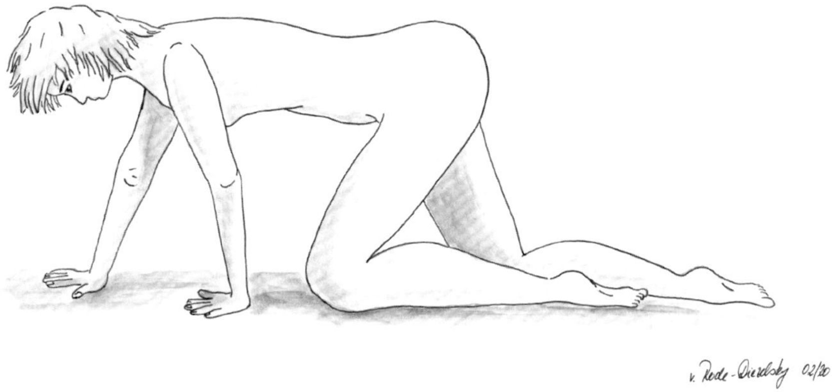

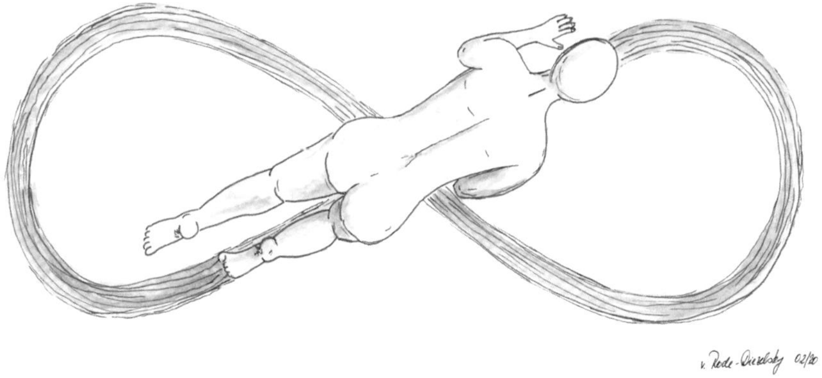

Die Lambda-Übung

Für die Lambda-Übung legen Sie sich mit dem Rücken gerade auf den Boden. Die zentrierenden Akupunkturpunkte GG20, ZG 22; ZG 8 und ZG 2 (vgl. Kapitel 4) liegen genau übereinander. Die Arme werden jeweils rechts und links neben dem Kopf ausgestreckt, die Hände sind dabei genau in der Verlängerung der Unterarme. Die Füße werden in der Verlängerung der Unterschenkel gehalten.

Dann wird die Hüfte angehoben, und danach werden die Arme nach oben und die Beine nach unten gestreckt. Achten Sie dabei darauf, dass die Hände GENAU in der Verlängerung der Unterarme sind und die Füße GENAU in der Verlängerung der Unterschenkel. Weder die Füße noch die Hände dürfen in irgendeine Richtung hin verdreht werden.

Wenn die Hüfte nicht von allein angehoben werden kann, sollte anfangs jemand dabei helfen. Es ist notwendig, dass Sie darauf achten, dass Hände und Füße genau gerade gestreckt werden.

Diese Übung eignet sich sehr gut, um die Wirkung eines noch aktiven TLR in den Hintergrund zu drängen. Das Ergebnis wird ein erleichtertes Körpergefühl sein.

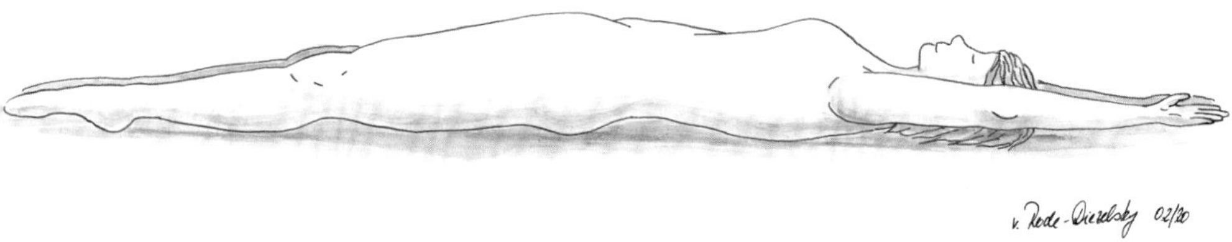
v. Rode-Dierolsky 02/20

KAPITEL 8

Ausblick

Bewusst überschreibe ich mein letztes Kapitel in diesem Buch nicht mit „Schlussbemerkung“, sondern mit „Ausblick“, denn meine Hoffnung geht dahin, dass Eltern nach der Lektüre des Buches mit diesem Wissen mit Fachleuten in einen Dialog treten können, damit ihre Kinder bestmöglich gefördert und unterstützt werden.

Kinder sind unsere Zukunft. Sie können aber nur dann zu glücklichen und erfüllten Menschen heranwachsen, wenn ihnen die Möglichkeit gegeben wird, ihr volles Potenzial auszuschöpfen. Die letzten fünfundzwanzig Jahre haben uns unter anderem Smartphone und Tablet beschert, was dazu führte, dass Kinder nicht mehr in erster Linie dreidimensionale Tätigkeiten wie Sport, Lesen, draußen toben oder Musik machen ausüben, sondern zweidimensionale, begrenzende Erlebnisse haben. Smartphone oder Tablet liefern vorgefertigte Bilder, wir können uns keine inneren Bilder mehr erzeugen, und das macht unser Erleben zweidimensional.

Leider sehe ich immer wieder, dass bereits Einjährige in ihrem Buggy sitzen, direkt vor ihrem Gesicht in einer passenden Halterung ein Smartphone, auf das sie wie gebannt starren, und niemand unterhält sich mehr mit ihnen. Wie sollen sie da etwas lernen? Nur über die Bewegung entwickelt sich das Gehör und das Sehen. Ein Baby folgt mit den Augen der Bewegung von dreidimensionalen Gegenständen und hört dabei, was Mutter oder Vater dann sagen. Nur das, was wir anfassen können, ist dreidimensional, und über das Ertasten von Dingen erkennen wir ihre Form und Bedeutung und können sie kinästhetisch abspeichern. So erhält unser Gehirn einen Zugang zu dieser Form und kann sie bei Bedarf wieder abrufen.

Über Jahrtausende ist unser Gehirn auf dreidimensionales Lernen programmiert worden, man kann es nicht innerhalb eines „Wimpernschlags" dazu bringen, auf ein zweidimensionales Lernen umzuschalten und damit nachhaltig umzugehen. Der zunehmende Einsatz digitaler Medien verhindert in vielen Teilen des Gehirns eine hinreichende Myelinisierung, denn alles, was nicht über dreidimensionale Tätigkeiten ausgebaut und gut verdrahtet wird, geht verloren. Hier gilt das Motto „Use It or Lose It".

Der Neurobiologe Prof. Gerald Hüther sagte einmal, dass durch die ständige Beschäftigung mit dem Smartphone oder dem Tablet nur die Repräsentanz des Daumens im Gehirn merklich größer wird, weil mit ihm immer schneller die Tastatur bedient werden kann. Und das ist lediglich ein verschwindend kleiner Anteil des Brodmann-Areals 4, welches unsere komplette Körperkarte motorisch abbildet. Da wir 52 Areale haben, und diese Areale sich nur bei Bewegung, insbesondere bei einer Überkreuzbewegung, gut vernetzen können, ist es wesentlich, im ersten Lebensjahr auf eine zeitgerechte motorische Entwicklung zu achten. Denn hier wird die Grundlage für die spätere Nutzung kognitiver Fähigkeiten gelegt.

Da die motorischen Fähigkeiten und damit auch die Ausübung intellektueller Leistungen immer weiter zurückgehen (dies belegen Studien, die seit Mitte der 90er Jahre durchgeführt werden) und unsere Kinder selbst nichts dagegen tun können, braucht es eine intensivere Betreuung in Kindergärten, in Kindertagesstätten und Grundschulen. Es ist wenig hilfreich, dass die Kinder von einer Therapie zur anderen „geschleift" werden, Therapeutinnen und Therapeuten sollten in möglichst vielen Bildungseinrichtungen mit ihren unterschiedlichen Fachrichtungen fest angestellt sein.

Für alles braucht man in Deutschland einen Schein, sogar um Gabelstapler fahren zu dürfen, braucht man einen Ausweis. Wo bekommen Eltern eine entsprechende Vorbereitung? Denn Elternsein ist das

Herausforderndste, was wir erleben können. *Learning by Doing* allein reicht hier oft nicht aus, Eltern brauchen Unterstützung, und zwar vom ersten Tag nach der Geburt an. Hebammen kümmern sich um Mutter und Kind im Wochenbett, und Kenntnisse über die korrekte motorische Entwicklung im ersten Lebensjahr sind von ebenso großer Bedeutung, damit Kinder sich gesund entwickeln können – sowohl physisch, emotional als auch mental. Denn wenn diese Grundsteine sauber gelegt wurden, können Lehrerinnen wieder Wissensvermittler sein anstatt Sozialarbeiter, deren Hauptaufgabe darin besteht, überhaupt erst einmal für Grundvoraussetzungen zu sorgen, dass ihre Schüler am Unterricht teilnehmen können.

Viermal im Jahr biete ich ein kostenloses Webseminar zum Thema „Frühkindliche Reflexe und körperliche Zentrierung" an. Die Termine hierzu finden Sie auf meiner Website: ***www.balance-hiro.de***

Quellen und Anmerkungen

1. D. J. L. G. Schutter, J. Van Honk, "The cerebellum on the rise in human emotion" Springer Nature (Dez. 2005); https://link.springer.com/article/10.1080/14734220500348584.
2. D. R. Carney, A. J.C. Cuddy, A. J. Yap (2010) „Power Posing: Brief Nonverbal Displays Affect Neuroendocrine Levels and Risk Tolerance" Psychological Science (2010). Diese bahnbrechende Studie zeigt, wie „Power Posing" – also expansive Körperhaltungen – sowohl psychologische als auch physiologische Auswirkungen hat. Die Forscher stellten fest, dass das Einnehmen einer dominanten Haltung das Hormon Cortisol reduziert und das Hormon Testosteron erhöht, was das Selbstbewusstsein stärkt und die Risikobereitschaft erhöht.
3. Dr. I. Rolf, Rolfing: Strukturelle Integration. Wandel und Gleichgewicht der Körperstruktur, Irisiana-Verlag, München 1997.
4. Dr. K. Brodmann, Vergleichende Lokalisationslehre der Großhirnrinde: In ihren Prinzipien dargestellt auf Grund des Zellenbaues, MV-NaturalScience 2020.
5. P. A. Levine, Traumaheilung: Das Erwachen des Tigers. Unsere Fähigkeit, durch überwältigende Erfahrungen zu transformieren, Synthesis Verlag, Essen 1998.
6. A. N. Schore, Affektregulation und die Reorganisation des Selbst, Klett-Cotta Fachbuch, Stuttgart 2022. Schore stellt in diesem Werk dar, wie frühe emotionale Erfahrungen die Entwicklung des Gehirns und des autonomen Nervensystems beeinflussen und die Fähigkeit zur Selbstregulation prägen.
7. D. J. Siegel, The Developing Mind: How Relationships and the Brain Interact to Shape Who We Are, The Guildford Press, New York 2012. Dieses Buch untersucht, wie Beziehungen und soziale Interaktionen die Entwicklung des Gehirns und die emotionale sowie kognitive Selbstregulation beeinflussen.
8. P. A. Levine, Traumaheilung: Das Erwachen des Tigers. Unsere Fähigkeit, durch überwältigende Erfahrungen zu transformieren, Synthesis Verlag, Essen 1998.
9. B. Hölscher, Der richtige Umgang mit dem Säugling im ersten Lebensjahr, Amazon 2023.
10. Die Wissenschaftlerin, die zusammen mit ihrem Team die Entdeckung gemacht hat, dass das Enzym BCHE mit dem plötzlichen Kindstod (Sudden Infant Death Syndrome, SIDS) in Verbindung stehen könnte, ist Dr. Carmel Therese Harrington. Die Originalveröffentlichung erschien in der Zeitschrift eBioMedicine im Mai 2022.

11. S. Masgutova, The Masgutova Neurosensorimotor Reflex Integration – MNRI® Manual: NeuroTactile Therapy, SMEI Publishing, Orlando 2015.

12. H. Tobar, The Brain Hologram: Neuroenergetic Kinesiology Manual, Neuroenergetic Kinesiology 2007 (Skript, das wie fast alle seiner Skripten nur im Rahmen von Seminaren erhältlich ist).

13. B. Hölscher, Kraftvoll! Reflexe prägen das Leben, BoD Verlag, 2. Aufl. Juni 2013, S. 17.

14. S. Masgutova, „Integration of Dynamic and Postural Reflexes into the Whole Body Movement System. A Neurokinesiological Approach“, unveröffentlichtes Skript, Warschau 2004; http://www.masgutovamethod.com

15. B. Hölscher, Kraftvoll! Reflexe prägen das Leben, BoD Verlag, 2. Aufl. Juni 2013, S. 58

16. V. Vojta, A. Peters, Das Vojta-Prinzip, Springer Verlag, Heidelberg 2007.

17. B. Hölscher, Kraftvoll! Reflexe prägen das Leben, BoD Verlag, 2. Aufl. Juni 2013, S. 23.

18. Ebd. S. 36.

19. Ebd. S. 28.

20. Ebd. S. 33.

21. Ebd. S. 25.

22. Ebd. S. 39.

23. Ebd. S. 43.

24. Ebd. S. 21.

25. Ebd. S. 19.

26. R. F. Schmidt, F. Lang, Physiologie des Menschen, Springer Verlag, Heidelberg 2011.

27. https://flexicon.docceck.com/Ruffini-K%C3%B6rperchen

28. Die Entdeckung, dass Kommissurenfasern, Assoziationsfasern und Projektionsfasern des Gehirns in einem rechten Winkel zueinander stehen, stammt von der Forschung des Jülicher Forschungszentrums und beruht auf modernen Bildgebungsverfahren, insbesondere der Diffusions-Tensor-Bildgebung (DTI) und deren Weiterentwicklungen. Diese Erkenntnisse wurden im Rahmen der detaillierten Analyse der Faserarchitektur des menschlichen Gehirns im Human Brain Project gewonnen, das seit den 2000er Jahren Fortschritte in der Hirnforschung macht. Ein genauer Zeitpunkt, wann diese Erkenntnis erstmals veröffentlicht wurde, lässt sich auf 2013 zurückführen. In diesem Jahr gab es mehrere Studien, darunter die Arbeit von Katrin Amunts und Kolleginnen und Kollegen am Forschungszentrum Jülich. Ihre Forschungen zeigten, dass die Faserstrukturen des Gehirns eine sehr regelmäßige, orthogonale Anordnung aufweisen, bei der diese drei Faserarten senkrecht zueinander verlaufen. Dieses Wissen konnte durch die BigBrain-Studie, die ein hochauflösendes dreidimensionales Modell des menschlichen Gehirns erstellt hat, weiter präzisiert werden.

Abbildungsverzeichnis

S. 25, 26, 27, 115, 117, 119: ©Bärbel Hölscher/Zeichnung: Jutta Rode von Diezelsky

S. 40, 53, 58, 64, 70, 74: ©Bärbel Hölscher/Zeichnung: Dorit David

S. 41, 42, 46, 84: ©Bärbel Hölscher

S. 113: ©Amine/Adobe Stock